浙江省自然科学基金（LY22G030019）
浙江省现代服务业研究中心开放基金（SXFJY202302）　资助出版

章宗标　汪群龙　著

# 在线健康社区知识聚合及服务研究

Research on Knowledge Aggregation
and Services in Online Health Communities

U0229065

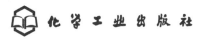

化学工业出版社

·北京·

## 内容简介

在线健康知识与用户健康需求的匹配，是提升在线健康知识的作用效力，并精准化服务供给的先决条件。用户知识需求与层次的挖掘、健康需求量表的研制必须建立在社区居民真实的"想要"上，从而精准把握社区居民内部的群体特征，明确居民行为能力与健康水平的匹配关系，为健康需求量表的开发提供人群实证基础。

本书将知识聚合理论与方法引入在线健康社区知识组织与服务领域，首先分析了国外内研究现状、相关基础理论与概念；其次，在分析在线健康社区用户知识需求的基础上，探讨面向用户需求和数据驱动视角下的在线健康社区知识聚合服务机理、知识聚合组织方法与创新服务模式；最后，针对研究结论提出提升在线健康社区知识聚合及服务能力的管理对策和方案。

本书适合知识组织与服务相关领域的研究者阅读，也可作为医学院校师生、人文社会科学类专业师生等的参考书。

**图书在版编目（CIP）数据**

在线健康社区知识聚合及服务研究 / 章宗标，汪群龙著 . — 北京：化学工业出版社，2024.8. — ISBN 978-7-122-26406-0

Ⅰ. R197.1-39

中国国家版本馆 CIP 数据核字第 2024YQ4309 号

---

责任编辑：张　蕾　　　　装帧设计：史利平
责任校对：李雨函

---

出版发行：化学工业出版社
　　　　　（北京市东城区青年湖南街 13 号　邮政编码 100011）
印　　装：北京科印技术咨询服务有限公司数码印刷分部
710mm×1000mm　1/16　印张 9½　字数 189 千字
2024 年 11 月北京第 1 版第 1 次印刷

---

购书咨询：010-64518888　　　售后服务：010-64518899
网　　址：http：//www.cip.com.cn
凡购买本书，如有缺损质量问题，本社销售中心负责调换。

---

定　　价：78.00 元　　　　　　　版权所有　违者必究

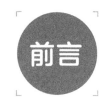

前言

　　互联网＋战略在医疗领域的深入贯彻和实施，促进了海量多源异构的在线健康信息的广泛积累，但也引发人们难以从海量复杂的健康信息中获取所需要的健康知识的问题，形成了健康信息供给泛滥与用户对精准健康知识需求之间的矛盾，出现了"知识过载、网络迷航"等现象。用户在搜寻、筛选和利用知识等方面付出了大量的时间和精力成本，使现有的在线健康社区知识服务内容和方式难以满足用户知识需求。如何实现在线健康社区知识资源有效的管理组织和挖掘、优化和创新知识服务模式，为用户提供精准、智能化的知识服务成为在线健康社区发展面临的重要问题。

　　本书将知识聚合理论与方法引入在线健康社区知识服务领域，围绕在线健康社区知识聚合及服务的相关内容，遵循从研究背景与基础，到理论分析、应用研究，再到管理对策的撰写思路和设计，将全书分为四部分，共八个章节。

　　第一部分，介绍了研究背景意义，分析和评述了当前国内外研究现状。针对本书的核心概念及相关概念进行阐述和分析，奠定研究的理论基础。包括第一章和第二章。

　　第二部分，分析在线健康社区知识聚合服务的内涵、动因以及过程和规律。分别从用户需求视角和数据驱动视角阐述在线健康社区知识聚合服务机理，构建了基于用户和数据二维视角下的在线健康社区知识聚合服务体系框架。另外，结合在线健康社区特点探讨了用户画像概念模型的构建方法，提出了在线健康社区用户画像和知识需求演化模型，分析了不同用户画像群体类型的知识需求层次及需求内容。包括第三章和第四章。

　　第三部分，分别从知识单元、句子两个关联维度设计在线健康社区知识聚合方法及相应的知识服务模式。提出了基于主题聚类和摘要生成的在线健康社区知识聚合方法，并构建相应的知识服务模式，选取糖尿病论坛"甜蜜家园"开展实证研究。对应第五章和第六章。

　　第四部分，管理对策和研究展望。阐述了在线健康社区知识聚合及服务能力提升的内涵，分析了动力及反馈机制。分别从挖掘用户知识需求、细粒度化知识资源、改进知识聚合理论与方法以及提升社区运营管理方面提出对策建议。最后，总结全书的主要结论，分析本研究存在的局限以及未来的研究趋势。对应第七章和第八章。

　　感谢浙江树人学院智能图像处理团队的支持。在编写过程中，参考了大量文献，在此予以感谢。由于编者的见识和水平所限，本书难免会有疏漏，恳请广大读者批评指正。

**著者**
**2024 年 3 月**

# 目录

**第一章　绪论**　　　　　　　　　　　　　　　　　　　　　　**001**

第一节　研究背景　// 001
第二节　研究意义　// 003
第三节　研究现状　// 004
第四节　研究内容与拟解决的关键问题　// 012
第五节　研究方法与技术路线　// 014
第六节　研究创新点　// 016

**第二章　基础理论与方法**　　　　　　　　　　　　　　　　　**017**

第一节　主要概念辨析　// 017
第二节　相关理论基础　// 023
第三节　相关技术方法　// 026

**第三章　在线健康社区知识聚合服务体系框架**　　　　　　　　**033**

第一节　在线健康社区知识聚合及服务　// 033
第二节　基于知识聚合的在线健康社区知识服务动因分析　// 039
第三节　用户视角下的在线健康社区知识聚合　// 043
第四节　数据视角下的在线健康社区知识聚合　// 045
第五节　用户和数据二维视角下的在线健康社区知识聚合服务体系
　　　　框架　// 047

**第四章　在线健康社区用户画像构建及需求分析**　　　　　　　**054**

第一节　在线健康社区用户画像概述　// 054
第二节　在线健康社区用户画像构建　// 058
第三节　基于用户画像的在线健康社区用户分类与知识需求分析　// 066
第四节　在线健康社区用户知识需求层次　// 068
第五节　在线健康社区用户知识需求演化　// 075

**第五章　基于主题生成的在线健康社区知识聚合及推荐服务　082**

第一节　在线健康社区用户生成内容主题生成的概念及意义　// 082
第二节　在线健康社区用户生成内容主题生成及聚合方法　// 085
第三节　在线健康社区用户生成内容主题生成及聚合实现　// 093
第四节　基于主题聚类的在线健康社区知识推荐服务模式　// 097

**第六章　基于摘要生成的在线健康社区知识聚合及集成服务　103**

第一节　在线健康社区用户生成内容摘要生成的概念及意义　// 103
第二节　在线健康社区用户生成内容摘要生成方法　// 105
第三节　在线健康社区用户生成内容摘要生成实现　// 108
第四节　基于摘要生成的在线健康社区知识集成服务模式　// 114

**第七章　在线健康社区知识聚合及服务能力提升　119**

第一节　在线健康社区知识聚合及服务能力提升的内涵　// 119
第二节　在线健康社区知识聚合及服务能力提升的动力与反馈机制　// 123
第三节　在线健康社区知识聚合及服务能力提升的策略　// 125

**第八章　研究结论与展望　132**

**参考文献　137**

# 第一章
## 绪 论

## 第一节 研究背景 ▶▶

### 一、在线健康社区的兴起

近年来，大众健康意识和健康管理观念日益增强和进步，越来越多的人希望足不出户就能了解自身的健康问题，无论从 PC 端还是移动端都能获取个性化信息，从疾病的自我判断、生活中的预防妙招、常用的心理疏导到健康的评估和干预都能从网络中找到答案。互联网的迅猛发展改变了大众的行为方式，同时带动了诸多新兴产业。"互联网＋医疗"逐渐进入大众视野，互联网＋推动的产业革命正在颠覆传统医疗服务模式，在线健康社区应运而生[1]。

我国政府始终高度重视百姓的健康服务需求，做出了一系列重大决策部署。2016 年，中共中央 国务院印发的《"健康中国 2030"规划纲要》中指出，要发展基于互联网的健康服务新业态。2018 年，国务院办公厅发布《关于促进"互联网＋医疗健康"发展的意见》，各类在线健康社区如雨后春笋般涌现。随后，2020年，国家卫生健康委、国家医疗保障局以及国家中医药管理局联合发布《关于深入推进"互联网＋医疗健康""五个一"服务行动的通知》，加快促进了在线健康社区的蓬勃发展。2022 年，国家卫生健康委、国家中医药局、国家疾控局联合发布《"十四五"全民健康信息化规划》，明确提出深化"互联网＋医疗健康"服务体系，加强运用大数据、人工智能等新一代信息技术，提升健康服务能力[2]。由此，在线健康社区得到了大家的广泛认可和应用，一定程度上满足了公众对于健康信息和医疗资源的需求，是新医改政策下实现"健康中国"目标的重要途径。

## 二、在线健康社区知识资源

在线健康社区知识资源急剧增长，广泛积累了海量多元异构的在线健康信息，出现了知识低效、无法精准匹配用户健康知识需求的现象。在线健康社区是以健康为主题的网络互动社区，提供健康知识的分享/共享、专家咨询和成员交流等活动，形成了庞大、有价值的知识库，具有较强的专业性。用户通过在线健康社区浏览、搜索和咨询信息的同时，也会为他人解答健康疑问、分享自身治疗经验和自身感受等，参与知识内容的传播。在线健康社区的内容以用户参与生成为主，包括视频、音频、图片、文本数据等，用户可以在社区自由提问、回答、评论、分享和转发，随意性较强。随着用户数量增多和参与度的提高，专业化的信息/知识分类和评估的缺乏，知识资源逐渐积累沉积，形成海量多源异构的数据资源，从而使以流量为驱动的在线健康社区知识资源表现出高冗余、低质量、碎片化和无序化等特征，导致知识过载、低效等问题发生。

用户面对海量健康数据进行搜索、筛查、鉴别时消耗了大量的时间和精力，给用户在知识获取上带来一定的麻烦，难以精准匹配用户的健康知识需求，同时大量的有用知识不容易被发现而堆积在社区平台。因此，针对来源广泛、模态繁多、更新快捷的在线健康信息，如何帮助用户实现健康信息需求和健康信息供给的精准匹配，提供规范的、有价值的数据支持，推动在线健康信息向健康知识的转化，实现对知识资源的有效管理和组织，是开展健康信息知识型服务的重要基础。

## 三、在线健康社区知识聚合服务的发展趋势

智能时代，知识聚合作为知识处理的一种重要理念和技术被广泛应用于信息服务和知识服务领域，其本质就是提供知识服务以满足用户的知识需求[3]。由于在线健康社区广泛积累的海量异构多源数据，造成知识资源的高冗余、低质量等问题，使人们在获取网络健康知识时，面临着不同程度的知识过载和知识迷航等问题，即人们对知识的反应速度远低于知识的传输速度，知识源选择的困扰导致知识利用率下降[4]。知识聚合起源于"数据聚合"，能深入信息资源内部，通过基于关联数据的知识组织方法来实现信息的深度挖掘与可视化，向用户提供体系化的、既可横向扩散又可纵向深入的知识内容，在一定程度上可以缓解人们健康信息需求增长与健康知识服务能力不足的矛盾。因此，在线健康社区知识聚合是提升知识服务能力，满足人们健康知识服务需求的重要途径之一，为在线健康知识服务精准化提质增效。

## 四、相关理论与技术的发展为在线健康社区知识挖掘和聚合服务提供支撑

就相关理论而言，知识生态理论、信息链理论、用户需求理论和知识服务理论

等研究已经取得了丰富的成果。知识生态理论以人为节点、以协作交流为链、以知识流为内容，实现知识共享、交流和创新。信息链理论清晰地阐释了从数据到信息、信息到知识的转化路径和方法。用户需求理论可以挖掘出用户面对健康信息动态化、差异化、层次化的需求。知识服务理论以用户需求为核心，贯穿于用户进行知识捕获、分析、重组和应用过程的服务。这些理论方法能够科学指导在线健康社区知识聚合服务体系框架的构建，形成完善的在线健康社区知识聚合理论框架和方法体系，优化和创新知识服务模式。

就相关技术而言，大数据、人工智能和云计算等高新信息技术的不断发展为在线健康社区开展精准、智能化的知识服务提供技术支持，丰富和完善了知识挖掘和聚合组织的方法体系。大数据技术通过数据采集、预处理和分析实现用户健康知识需求的精准获取；通过可视化技术对知识内容进行丰富多样的展示，提高知识服务的体验。人工智能的自然语言处理和机器学习技术能够解决在线健康社区的信息抽取、自动摘要、文本分类等问题，提高知识聚合的程度和效果。云计算技术可以将在线健康社区数据存储于云端，实现数据协同处理和应用程序的共享，提供强大的计算能力和存储能力，并行实时的数据分析和处理，同时保证数据的安全性和隐私性。

综上所述，伴随着"互联网＋"战略在医疗领域的深入贯彻和实施，海量多源异构的在线健康信息广泛积累，但也引发人们难以从海量复杂的健康信息中获取所需要的健康知识的问题，形成了健康信息供给泛滥与用户对精准健康知识需求之间的矛盾。由此驱动了在线健康社区知识聚合服务的发展。如何进行知识挖掘和聚合，提供精准、智能化的知识服务，成为当下在线健康社区信息利用的难点。相关理论和技术的发展为在线健康社区知识聚合和服务提供支撑，逐步优化的算法能挖掘更加深层的健康知识，用户的使用体验越好，知识的利用率越高。

# 第二节　研究意义 ▶▶

## 一、理论意义

（1）丰富了在线健康社区知识组织与服务的理论体系，拓宽了知识聚合理论与方法的应用空间，拓展了医学信息学研究的问题域。知识聚合理论已广泛应用于各类学术平台、社交平台等对象的知识聚合研究中，但鲜有专门针对在线健康社区知识聚合的研究。本研究将知识聚合理论与方法引入在线健康社区的知识组织与服务，为在线健康社区知识服务的服务理念、服务模式、方法、价值目标等基础理论赋予新的内涵。构建了基于在线健康社区用户的知识需求层次和演化模型，提出了基于用户和数据二维视角下的知识聚合服务体系框架，分析了聚合机理、聚合对象、聚合目标，设计了知识主题和知识摘要的聚合方法，构建了精准化、智能化、个性化的知识服务模式。本研究力求拓宽知识聚合理论的应用场景，丰富和完善知识聚合理论，为在线健康社区知识服务提供思路和启示。

(2) 丰富了在线健康社区知识挖掘、聚合和表示的方法理论体系。本研究借鉴和优化社交平台等领域的知识聚合方法，针对在线健康社区知识特点，提出了基于知识主题发现、摘要自动生成的在线健康社区的知识聚合方法。通过采集数据验证了知识聚合方法的有效性和可行性，为在线健康社区知识资源聚合提供了更多的方法和技术支持，丰富了知识聚合的方法理论体系。同时还将数据挖掘、用户画像及机器学习等技术方法应用到知识挖掘与实现，揭示知识之间的关联，实现在线健康社区知识的重新组织与序化，这也对在线健康社区知识挖掘、聚合和表示的方法理论体系的丰富具有一定的理论价值，在一定程度上弥补了该领域在现阶段存在的研究视角单一、研究体系不完善等不足。

## 二、实践意义

(1) 为在线健康社区知识聚合提供技术方法和手段。本研究实现面向在线健康社区中用户生成内容的知识聚合，分别进行了知识主题发现和自动摘要生成的知识聚合技术实证。在知识主题发现的研究中，采用了融合 BiLSTM 神经网络模型和 LDA 主题模型的知识主题生成方法，并基于优化的 BIRCH 算法实现了在线健康社区知识资源聚合；在自动摘要生成的研究中，提出的 W2V-MMR 摘要生成方法，实现了单文档、单领域多文档以及答案摘要生成。通过比较和验证，优化了知识聚合的效率和效果。提出的知识聚合方法能够为在线健康社区知识组织与服务提供技术支撑。

(2) 为在线健康社区知识服务与创新发展提供参考依据和建议。本研究以用户知识服务需求为导向，实现在线健康社区用户画像的构建，并以画像为基础分析用户知识需求层次，设计需求演化模型，提出基于知识聚合的在线健康社区创新知识服务模式，从而提高在线健康社区知识服务能力和质量。构建了基于知识主题聚类的在线健康社区知识推荐服务模式，面向用户个性化需求匹配社区现有的知识资源，有效提高知识资源利用率。通过构建基于知识摘要的在线健康社区知识聚合服务模式，为用户提供知识资源集成和聚合服务模式，探寻在线健康社区知识服务创新与发展的可实施路径。

# 第三节　研究现状　▶▶

## 一、在线健康社区信息研究现状

随着医疗信息化高速发展，人们对足不出户获取个性化的医疗健康服务产生了极大需求。据《中国互联网络发展状况统计报告》[5]，截至 2023 年 8 月，我国在线医疗用户数量已达 4.8 亿，占网民规模的 45.7%。在此情况下，在线健康社区蓬勃发展，使其成为人们获得健康信息的重要渠道，有关在线健康社区的科学研究也引起了学者们的广泛关注。

关于在线健康社区的国内研究现状，选取在线健康社区的同义词和近义词进行主题检索，检索时间为 2023 年 9 月 1 日，检索词包括在线健康社区、虚拟健康社区、网络健康社区、互联网健康社区、在线医疗社区、虚拟医疗社区、网络医疗社区和互联网医疗社区，同时选取在线、健康、虚拟、医疗、社交媒体等关键词，共得到 801 篇中文文献。通过对检索结果进行筛选，关于在线健康社区信息研究中文文献近十年发表数量变化趋势，如图 1.1 所示。

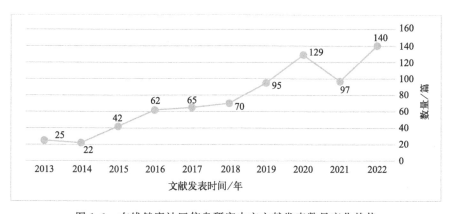

图 1.1　在线健康社区信息研究中文文献发表数量变化趋势

从趋势图可以看出，国内对在线健康社区信息的研究热度持续增长，尤其是近五年的增长幅度较大。从主要主题分布情况看，在线健康社区的研究与"互联网＋"密切相关，出现频率最高。其次，影响因素研究作为研究者最为关心的研究之一，是决定在线健康社区使用率和利用效果的关键点。另外，出现频率较高的还有社会支持、知识共享和用户画像的相关研究。

关于在线健康社区的国外研究现状，选取在线健康社区的同义词和近义词进行主体检索，检索时间为 2023 年 9 月 1 日，检索词包括 Online Health Community、Online Health Communities、Virtual Health Community、International Health Community、Online Healthcare Community，关于在线健康社区相关英文文献近十年发表数量变化趋势，如图 1.2 所示。从趋势图看，国外对在线健康社区信息的研究热度呈现逐渐增长趋势，尤其近三年增长幅度较快。从主要主题分布情况看，近年来研究者比较关注的热点有健康素养（Health Literacy）、远程医疗（Telemedicine）、护理（Nursing）、病毒学（Virology）、技术（Technology）、医疗保健政策（Healthcare Policy）、信息沟通（Communication）、在线学习（e-learning）。

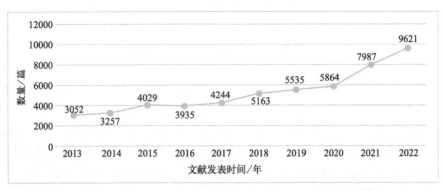

图 1.2　在线健康社区信息研究英文文献发表数量变化趋势

通过对国内外相关文献研究内容的进一步分析，发现其研究内容主要集中在用户信息需求、用户信息行为和社区内容挖掘三个方面。

**1. 在线健康社区用户信息需求研究**

随着经济社会的发展和生活水平的提高，人们的健康意识提高，对健康信息的需求增加。成全等人（2022）将在线健康社区的用户信息需求进行层级划分并建立相应的信息需求响应机制[6]。夏立新等人（2023）采用 RFM 模型对在线健康社区用户数据进行精细化筛选运营，通过深度挖掘聚类，发现"观望型""宣传型""高产型"和"经验型"四类用户群体及其健康信息需求[7]。殷允杰等人（2023）提出了一种基于老年在线健康社区的用户健康信息推荐模型，根据用户的情感属性、话题的情感属性、话题的主题相似度计算结果，进行用户的健康信息需求预测，推荐相关健康话题[8]。Liu JF 等人（2021）从赋权角度，基于健康自我效能和期望确认理论探讨了用户持续使用在线心理健康社区的意愿[9]。Xiang MH（2023）将 BERT 的语义理解与 LDA 的主题建模相结合，提高在线健康社区主题识别和情感分析的准确性，从而对用户信息需求进行更全面的评估[10]。Adishesha AS 等人（2023）根据用户的个人资料及其在在线健康社区内的互动痕迹，预测描述用户未来信息需求的主题标签或关键词[11]。

**2. 在线健康社区用户信息行为研究**

在线健康社区用户信息行为是指在健康需求驱动下用户进行的查寻、获取、评价和利用等一系列行为，研究热点主要分布在信息搜寻行为、信息共享行为和信息采纳行为等方面。在当前用户信息搜寻行为研究中，陈忆金等人（2023）从认知学习和态度学习两个维度设计健康信息用户学习结果评估指标，比较 3 种信息搜寻方式的用户在学习结果上存在的差异，进而探讨不同健康信息搜寻方式下用户的学习结果[12]。董洪哲等人（2023）引入活动理论，对健康信息替代搜寻行为的六个要素、四大系统和三层级结构进行解析，构建在线健康信息替代搜寻行为系统模型，减少数字鸿沟带给不同个体之间的信息获取差异[13]。C. C. Kuhlthau（2004）在学习任务情境下提出 ISP 模型，分析不同搜索阶段用户可能存在的情感状态[14]。在当前用户信息共享行为研究中，黄子萱等人（2023）以健康用户选择知识共享与隐藏行为的过程构建演化博弈模型，探讨各参数变化对结果的影响，从影响决策的因素入手，为社区推动用户从知识隐藏转向知识共享提供管理启示[15]。张军等人（2022）基于知识协同建构理论，构建用户交互行为网络和知识网络，基于关键用户识别和关键路径发现算法，挖掘知识分享行为规律[16]。Maheshwari 等人（2021）基于理性行为理论和社会交换理论，探究了自我效能和互惠等动机对专业医护人员知识分享态度的影响[17]。在当前用户信息行为采纳研究中，吕健超等人（2023）基于信息采纳模型，以在线健康社区问答信息构建特征空间，探究问答文本、医护人员专业权威、用户健康信息素养、表达情感特征对信息采纳的影响[18]。杨雪洁等人（2020）以"好大夫在线"网站作为数据来源，研究发现知识的相关性、时效性、原创性以及知识源可信度都对用户知识采纳产生影响[19]。Zhou（2022）基于 ELM 模型证明了论证质量、来源可信度等对用户健康信息采纳的正向影响显著[20]。

**3. 在线健康社区内容挖掘研究**

在线健康社区内容挖掘研究主要包括个性化推荐、情感分析、知识服务、实体识别等方面的研究。在个性化推荐研究中，张玉洁等人（2023）通过提取知识型节点、识别关键知识型节点进行事理图谱的构建，利用行为路径融合用户的协同过滤推荐算法识别关键路径，将适合用户需求的内容推荐给用户[21]。李贺等人（2020）通过构建基于在线健康社区的模糊认知图，利用图模型推理过程中各个时刻各节点间状态值的数值变化幅度，进行相关疾病知识的推荐[22]。Yang H 等人（2021）通过隐含的社会关系，采用自适应矩阵分解的方法为用户进行推荐[23]。在情感分析研究中，侯畅等人（2023）以"好大夫在线"平台的医生评价数据为研究对象，运用情感分析和主题挖掘方法分析患者健康咨询中的情感倾向和关注主题，研究产生消极评价的原因[24]。王哲等人（2023）分析不同情感倾向用户在线健康社区参与行为特征，为抑郁症患者提供在线社会支持，开展抑郁情绪管理和干预[25]。Dieng 等人（2022）基于 D-LDA 与 ETM 开发 D-ETM 模型，通过将每个主题作为词嵌入空间上的时变向量来捕捉主题随时间的变化[26]。在知识服务中，夏立新等人（2023）在构建适应于资源特征与用户需求特征的妇科疾病知识图谱的基础上，设计分面检索系统模型[27]。宋拓（2020）构建虚拟健康社区知识聚合模型，实现谱聚类算法下的虚拟健康社区知识聚合，设计虚拟健康社区知识聚合效果评价指标体系[28]。Nachouki 等人（2020）提出了一种基于语义规则和冲突管理的知识融合框架[29]。

## 二、知识聚合及服务研究现状

关于知识聚合的国内研究现状，选取知识聚合的同义词和近义词进行主题检索。检索时间为2023年9月11日,检索词包括知识聚合、信息聚合、内容聚合、资源聚合,同时选取在线、虚拟、网络等摘要词频,通过对检索结果进行人工筛选,共获得有效文献265篇。关于国外研究现状,检索词包括knowledge aggregation、information aggregation、content aggregation、semantic association,同时选取online、community、virtual摘要词频。通过对检索结果进行人工筛选,共获得有效文献202篇。关于知识聚合研究中英文文献近十年发表数量变化趋势,如图1.3所示。

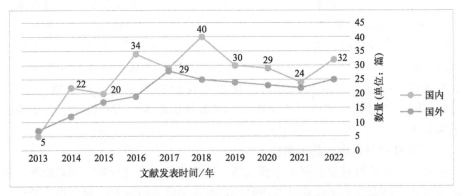

图1.3 知识聚合研究中英文文献近十年发表数量变化趋势

从趋势图看,自2013年后文献数量迅速增加,国内外对知识聚合的研究热度持续不减,分别于2017年和2018年达到极值,受到学者们的广泛关注,研究成果日益丰富。从国内主要主题分布情况看,知识聚合的研究与"聚合平台"密切相关,出现频率最高。其次,数字图书馆作为研究者最为关心的研究之一,推动着知识组织由整合到聚合的深入开展。另外,出现频率较高的还有聚合服务、聚合模型、社交媒体和基于语义的相关研究。从国外主要主题分布情况看,近年来研究者比较关注的热点有医疗知识(medical knowledge)、人工智能和机器学习(Artificial Intelligence & Machine Learning)、知识工程与表示(Knowledge Engineering & Representation)、Web挖掘(web mining)、资源管理(resource management)等。从主题分布比较分析看,国外研究更偏重实践,关注知识聚合方法和技术的应用研究;国内更突出聚合模型、聚合服务等理论层面的基础研究,伴随着聚合平台、资源管理等方面的应用。

通过对国内外相关文献研究内容的进一步分析,发现其研究内容主要集中在知识聚合方法和技术手段、知识聚合服务模式和知识聚合实践组织应用三个方面。

**1. 知识聚合方法和技术手段研究**

知识聚合方法和技术手段的研究最早开始于馆藏学术数字资源聚合,涉及图书情报、管理科学和计算机科学等多个领域,从早期的简易信息聚合(RSS)到现在人工智能和语义技术，一直是业界关注的焦点。近年来，不断加强文本挖掘、机器学习、关系抽取、知识表示等前沿技术在知识聚合中的应用，优化和创新聚合算法，促进知识聚合朝领域化、细粒度化、深度化和多维多元化发展。在文本挖掘研究中，唐晓波等人（2020）利用 N-gram 算法挖掘年报中的风险短语，将短语作为知识聚合的粒度，通过聚类分析、共现分析方法实现多种形式的知识聚合[30]。谭明亮等人（2022）应用 LDA 模型和 BERT 模型来挖掘句子的语义特征，将句子作为知识聚合的粒度，利用凝聚层次聚类算法实现知识聚合[31]。Li M 等人（2020）构建了基于知识图谱的问答社区知识聚合框架，帮助用户快速掌握主要内容[32]。在机器学习研究中，李凯羿（2023）通过 Transformer 和改进的关系型图卷积神经网络，结合知识图谱和注意力机制，构建了基于知识聚合的生成式会话推荐系统[33]。李博诚（2023）提出一种可以同时面向平面、嵌套和不连续实体的统一命名实体识别模型来调高知识抽取的性能，提出一种基于图神经网络的动态知识关联模型来提高知识关联的准确率[34]。Yuan 等人（2019）通过预先训练 CNN 网络抽取特征，并将其与手工抽取相结合应用于胸部 X 射线的知识抽取[35]。在知识表示研究中，惠欣恒等人（2023）基于知识图谱构建网络拓扑结构，通过图增广技术筛选知识实体及关系，并融合子图嵌入和注意力嵌入进行知识表示，得出基于知识表示增强的推荐模型[36]。郭一楠等人（2023）提出一种实体结构与语义融合的多层注意力知识表示学习方法，利用整合后的语义关系对关系嵌入集合加以丰富和整合[37]。Wang 等人（2019）将图神经网络知识表示模型应用于推荐系统，并提出了 KGCN 推荐模型[38]。

**2. 知识聚合服务模式研究**

随着信息聚合技术和手段的发展，领域知识组织与服务的场景逐步向网络社区延伸，用户基于特定兴趣或目标聚集于诸多网络社区并积累了大量领域知识资源，新技术环境下优化知识服务模式成为必然。针对这个问题，主要有"用户"和"资源"两个角度的研究，前者侧重探索用户行为特点和影响因素，后者侧重对知识资源开展挖掘和重组。其中，用户视角下的知识聚合研究可以分为"面向用户"和"基于用户"两个方面。面向用户的知识聚合是以用户和需求为中心展开模型构建与知识服务，如辛梓睿（2022）基于患者健康信息需求特征自动挖掘研究，提出一个由显性、表达层隐性、认识层隐性以及客观层隐性组成的四层次患者健康信息需求特征，并在此基础上构建智能信息服务模型[43]。郭顺利等人（2021）采用系统动力学方法分析了动因、过程等内部机理，构建社会化问答社区知识聚合服务过程模型和用户需求驱动的知识聚合服务体系框架[44]。基于用户的知识聚合是以用户兴趣、需求、交互关系、群体作用和历史行为等要素为依据展开聚合。如卢恒等人（2023）构建基于用户生成内容知识类聚的虚拟学术社区分面式导航服务框架模型，并采集丁香园心血管论坛的学术交流帖子进行实证分析，提升用户知识获取和交流的体验[45]。王欣研（2022）通过采集

"好大夫在线"平台眼科学用户提问数据，提出了基于用户咨询内容的热点问题发现和知识推荐服务模型，实现了从用户提问出发研究提问主题特征，有效解决用户提问难提问不准确等问题[46]。面向资源的知识聚合服务模式一直是当前多个学科的研究重点，如皇甫娟（2023）对智慧图书馆的多模态数据资源知识源进行分析，从知识资源、知识组织和知识服务这 3 个维度建立知识融合模型，形成智慧化的知识服务体系[47]。付靖宜等人（2022）以新四军苏浙军区红色文献资源为研究对象，以"时间—空间—事件或人物"为主的资源结构，设计基于语义关联的多模态红色文献资源知识聚合模式[48]。邱杰峰等人（2022）以企业文档资源为主要研究对象，从知识抽取、本体构建、知识聚合再到知识服务，实现对企业文档资源内容的深度聚合[49]。

**3. 知识聚合实践组织应用研究**

知识聚合的目的在于实现不同情境下用户和知识聚合结果的连接。研究特定情境下的知识聚合方案推动了知识聚合在各学科的纵向深入研究，从以信息为主体的聚合发展成以人为本的知识聚合，从学术平台的知识聚合衍生为社交平台的知识聚合再到企业的知识管理建设，不仅深化了研究内容，同时也提高了在实践方面的应用。卢恒等人（2023）阐述了基于 UGC 知识聚合的虚拟学术社区分面式导航服务过程和体系框架，推进虚拟学术社区运营商对知识资源的纵深开发和有效利用[39]。李霞霞等人（2022）以知识图谱形式对古典家具档案资源进行有效关联、知识聚合与可视化发布，构建古典家具的知识聚合逻辑框架，推进古典家具档案资源的知识服务[40]。刘伟利等人（2021）提出一种集聚合、主题可视化和排序于一体的答案知识组织方法，将社会化问答社区中碎片化的答案进行关联，为用户提供不同主题的高质量答案和更好的知识服务[41]。Huang 等人（2020）基于语义聚合和属性保持的实体对齐算法 EASA 完成对不同知识库之间的语义集成，实现跨平台综合型网络社区的知识聚合[42]。随着研究的进一步深入，知识管理的价值愈加彰显，国内外知名企业都将知识管理提升至战略地位，典型的应用平台有蓝凌数智化知识管理平台、采知连数字化知识管理平台、wf-pub 专业内容知识聚合平台服务门户等。各大知识管理平台通过跨媒体跨领域的资源标签自动生成与语义标注，多源异构资源的知识表示、知识抽取，海量出版内容的切分、标注、组织、聚合知识图谱呈现，帮助用户更好地解读知识，全面了解知识之间的关联关系。众多行业用知识管理平台赋能业务，提升知识管理水平。

## 三、研究现状述评

通过在线健康社区知识聚合及服务相关研究成果的总结述评，有以下两方面的发现。

**1. 在线健康社区信息研究方面**

在线健康社区以互联网为媒介，是人们进行获取健康信息、得到情感支持、分享个人经验和健康信息以及提供情感支持等各种与健康相关活动的平台，是促进健康知识传播共享可持续发展的重要支撑。综合来看，一方面，国内外学者围绕在线健康社区用户信息需求、用户信息行为和社区内容挖掘三要素展开研究。关于用户信息需求，分析了在线健康社区用户的使用意愿、情感属性、需求层级、群体划分和主题标签等；关于用户信息行为，探讨了用户的信息搜寻行为、信息共享行为和信息采纳行为等；关于社区内容挖掘，分析了在线健康社区的个性化推荐、情感分析、知识服务、实体识别等。另一方面，从国内外研究发展趋势看，在线健康社区的研究热度持续增长，在近五年更是蓬勃发展，尤其国外学者对于在线健康社区的研究更加有兴趣，研究主题更多样化，应用范围更广，而且更加深入。从数据和时空看，在线健康社区领域研究地域比较分散，不同国家之间内部合作较多，国际合作较少，而且该领域并未形成广泛的研究共识，这可能与不同国家之间的医疗体系以及在线健康社区发展差异有较大的关系。从研究脉络来看，国外在这一领域研究开展的较早，研究历程从早期在线健康社区的健康信息质量评估、影响因素、用户需求等逐渐深入健康知识发现与服务以及平台的优化发展研究。纵览国内外在线健康社区的研究成果，从合作程度看，国内大多数研究成果的合作程度普遍不高，多数由高校完成，很少有与医疗健康相关的研究院所、企业组织参与；从研究内容看，用户信息需求和交互行为研究已经积累了丰富的研究基础，而有关社区内容的深层次语义层面的知识发现及整合组织和序化、知识服务等方面仍有研究空间。

**2. 知识聚合及服务研究方面**

知识聚合为多源异构、分散无序的领域知识资源组织与利用问题提供了解决方案。当前国内外关于知识聚合的研究包括知识聚合方法和技术手段、知识聚合服务模式和知识聚合实践组织应用三个方面。关于知识聚合方法和技术手段方面，探讨了文本挖掘、机器学习、关系抽取、知识表示等；关于知识聚合服务模式方面，分别从用户和资源这两个视角进行评述；关于知识聚合实践组织应用方面，探讨了不同领域、不同应用情境下的知识聚合方案。从研究领域来看，国内主要针对数字图书馆、虚拟学术社区和社会化问答社区等，尤其是对数字图书馆社区知识聚合的研究比较充分；国外将知识聚合广泛应用到各个领域，包括检索系统、资源管理应用、电子商务、垂直网站等。相比较而言，国外的研究层次比国内深入、应用范围更广。从研究脉络来看，国外在这一领域开展的研究较早，研究历程从早期信息聚合的推广应用研究逐步深入到分布异构信息资源的聚合模型、深层次的知识发现服务研究。纵览国内外知识聚合及服务的研究成果，从馆藏学术数字资源知识聚合的理论方法拓展到网络社区知识聚合研究中，形成了丰富的研究基础，但仍存在知识来源有限、聚合层次较浅和知识利用不佳等问题，聚合深度和实用价值有待提升。随着知识聚合技术的不断发展和用户需求的驱动，知识聚合研究和实践的价值将进一步凸显。

综上所述，国内外关于在线健康社区信息和知识聚合及服务方面进行了诸多的探索研究，形成了扎实的理论基础、研究路径和具有一定可行性的研究方法。然而，相关研究中很少将知识资源聚合应用于在线健康社区的知识组织和服务中，目前基于在线健康社区的知识管理研究集中在知识交流与传播、知识共享和知识获取等，缺乏更深入的知识聚合研究。伴随着"互联网＋"战略的实施和高新信息技术的发展，用户健康知识需求也发生了很大变化，当前在线健康社区知识服务模式难以满足用户需求，在线健康社区需要创新和改革知识服务内容和方式。知识聚合理论和方法的引入能够为在线健康社区知识服务提供新的视角和思路，解决当前在线健康社区面临的问题。

鉴于此，本研究借鉴已有的知识聚合理论与方法、大数据挖掘、用户画像、知识可视化等技术方法和手段，构建基于知识聚合的在线健康社区知识服务体系，面向用户需求开展知识挖掘、知识聚合、知识推荐、知识集成，提高在线健康社区的知识服务能力和质量，为在线健康社区优化和创新知识服务提供参考依据和理论基础。

# 第四节　研究内容与拟解决的关键问题 ▶▶

## 一、主要研究内容

本书针对在线健康社区知识聚合及服务开展研究，将知识聚合理论与方法引入在线健康社区知识服务，围绕在线健康社区知识聚合及服务相关内容，遵循从研究背景与基础到理论分析、应用研究再到管理对策的撰写思路和设计，将全书分为四部分。

第一部分，介绍研究背景意义、分析和评述了当前国内外研究现状。针对本书的核心概念及相关概念进行阐述和分析，奠定研究的理论基础。

第二部分，分析在线健康社区知识聚合服务的内涵、动因以及过程和规律。分别从用户需求视角和数据驱动视角阐述在线健康社区知识聚合服务机理，构建了基于用户和数据二维视角下的在线健康社区知识聚合服务体系框架。另外，结合在线健康社区特点探讨了用户画像概念模型的构建方法，提出了在线健康社区用户画像和知识需求演化模型，分析了不同用户画像群体类型的知识需求层次及需求内容。

第三部分，分别从知识单元、句子两个关联维度设计在线健康社区知识聚合方法及相应的知识服务模式。提出了基于主题聚类和摘要生成的在线健康社区知识聚合方法，并构建相应的知识服务模式，选取糖尿病论坛"甜蜜家园"开展实证研究。

第四部分，管理对策和研究展望。阐述了在线健康社区知识聚合及服务能力提升的内涵，分析了动力及反馈机制。分别从挖掘用户知识需求、细粒度化知识资源、改进知识聚合理论与方法以及提升社区运营管理方面提出对策建议。最后，总结全书的主要结论，分析本研究存在的局限以及未来的研究趋势。

## 二、拟解决的关键问题

基于当前"互联网＋医疗健康"创新型新业态服务模式蓬勃发展的时代背景，在线健康社区知识聚合及服务理论和实践探索的研究背景，以及当前国内外相关主题的研究现状，提出以下拟解决的关键问题。

（1）在线健康社区知识聚合及服务本质属性研究问题上，如何有效把握在线健康社区知识聚合的内涵与过程，并构建在线健康社区知识聚合服务体系？

该研究问题，利用文献分析与内容分析方法进行探索性的研究。因此，首先解析用户需求视角下，在线健康社区知识聚合的应用情境需求和本质需求；然后，从数据驱动视角，系统梳理在线健康社区知识资源的特征和聚合挑战。之后，通过多个步骤，演绎在线健康社区知识聚合服务过程。最后，基于用户和数据驱动的二维视角，探索如何构建在线健康社区知识聚合服务体系。

（2）在快速识别深入了解用户的健康知识需求问题上，如何基于用户需求和在线健康社区知识资源特征，构建在线健康社区用户知识需求演化模型？

相关研究表明，需求定位是精准健康知识服务的基础[203]。因此，首先厘清在线健康社区用户画像的内涵及创建流程；然后，基于用户画像对在线健康社区用户进行分类并分析其知识需求；最后，从知识需求层次形成和划分、需求演化动因和方向来解析在线健康社区用户知识需求层次及其动态演化过程，为在线健康社区面向用户需求开展知识聚合及服务提供理论基础和参考依据。

（3）在知识聚合方法及其相应的知识服务模式研究问题上，如何创新在线健康社区知识组织与服务方式？

探究面向用户需求的在线健康社区知识聚合的优化算法和具体实现以及相应知识服务模式的构建。借鉴智能信息处理、深度学习、知识组织等方法，分别从知识单元、知识单元之间关联、句子层面设计在线健康社区知识聚合方法，并构建基于知识聚合的在线健康社区知识服务模式，为在线健康社区基于知识聚合开展知识服务提供技术方法支持，提高知识服务的质量和能力。

# 第五节　研究方法与技术路线 ▶▶

## 一、主要研究方法

### 1. 文献调研与分析法

文献调研与分析法是通过阅读相关国内外文献资料，并对其加以整理、归纳与总结的方法。本文检索 Web of Science、Elsevier ScienceDirect、Springer Link、中国知网（CNKI）、万方数据知识服务平台和维普中文期刊全文数据库等，采用文献调研与分析法梳理国内外在线健康社区知识聚合及服务的内容、技术与方法的研究现状，把握用户画像、网络知识资源聚合方面的主要研究进展、热点和趋势，提出本研究的问题和视角。再通过文献调研分析，梳理了与研究有关的文本主题提取、聚类算法、文本摘要生成、数据挖掘等相关技术方法，为本研究提供方法和理论依据。

### 2. 实证研究法

实证研究方法是一种与规范研究相对应的方法，它是以大量观察、试验和事实数据为研究资料，为了检验已提出的理论假设而展开的研究。本书以糖尿病论坛"甜蜜家园"为研究对象，应用实证研究法验证第四章提出的在线健康社区用户画像创建过程与方法、第五章提出的在线健康社区知识主题生成及聚类方法、第六章提出的在线健康社区中用户生成内容的知识摘要生成方法。

### 3. 文本挖掘法

文本挖掘方法是一种多领域学科交叉的方法，涉及概率论、计算机科学和统计学等。本书将文本挖掘法应用于第五章和第六章的实证研究中，使用文本挖掘法中的自然语言处理、数据挖掘等方法进行在线健康社区文本主题生成、知识主题聚类以及知识摘要自动生成研究，提出在线健康社区知识聚合方法，并采集实际数据验证了方法的有效性和先进性，主要应用 Python 语言实现在线健康社区知识聚合的相关算法及可视化。

### 4. 跨学科研究法

"跨学科研究（Interdisciplinary Research，IDR）"被美国科学院和美国工程院界定为一种经由团队或个人整合来自两个或多个学科（专业知识领域）的信息、材料、技巧、工具、视角、概念和/或理论来加强对那些超越单一学科界限或学科实践范围的问题的基础性理解的研究模式[204]。本研究利用情报学、医学信息学、计算机科学、统计学和信息管理学的相关知识，进行交叉学科研究，并将多学科的理论、方法和应用领域拓展到医学信息学研究范畴。

## 二、技术路线

本书秉承继承与发展的基本理念，以已有研究为基础，集合了知识组织、知识服务、医学信息学、信息管理学与计算机科学等领域的基础理论，面向用户知识需求实现在线健康社区知识资源聚合组织与服务，以期为在线健康社区运营推广与创新服务提供思路。整体研究思路和技术路线如图 1.4 所示。

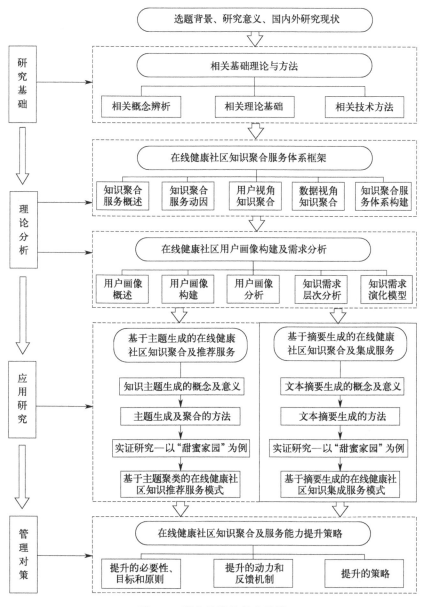

图 1.4　研究思路及技术路线

# 第六节　研究创新点 ▶▶

### 1. 研究思路和视角创新

本研究将知识聚合理论与方法引入在线健康社区知识组织与管理，分别从用户视角和数据视角对在线健康社区知识聚合及服务的内涵进行研究，构建了在线健康社区知识聚合服务体系。创建的理论框架突破了以往单纯以用户需求或数据为视角的研究框架，从用户需求和数据本源构成的二维视角对在线健康社区知识聚合服务体系框架进行诠释，涵盖数据资源层、数据分析层、知识聚合层、服务提供层、知识获取层 5 个关键模块，解析了知识聚合服务的组成要素、内在动因及过程。该研究为在线健康社区创新和优化知识组织方式以及知识服务内容和方式提供了新的研究思路和切入点。

### 2. 实现了在线健康社区用户画像构建及需求分析，建立了在线健康社区用户知识需求模型

用户知识需求是驱动在线健康社区创新知识服务的动力，也是在线健康社区提供知识聚合服务的基本。本书综合运用实证研究、文献分析等研究方法，在内容分析与数据调查的基础上构建形成了在线健康社区用户画像和知识需求演化模型。基于用户画像可以将在线健康社区用户划分为焦虑型、祈祷型、乐观型、悲哀型用户 4 类，分别阐述了 4 类用户的特征并分析其知识需求形成的过程。将在线健康社区用户知识需求划分为潜在层次知识需求、认知层次知识需求、表达层次知识需求和个性化知识需求 4 个层级。

### 3. 分别从知识单元、句子层面提出了在线健康社区知识资源聚合方法，并分别基于知识聚合方法构建了相应的知识服务模式，创新在线健康社区知识组织与服务方法

知识单元层面，从语义层面引入 Word2Vec 词向量设计了文本标签自动化生成方法，融合 BiLSTM-CNN-CRF 神经网络模型与 LDA 主题概率模型获取文本知识主题，然后，基于优化的 BIRCH 算法引入 K-Means 算法，对已有的 CF Tree 进行聚类，消除因数据点插入顺序导致的不合理的树结构，以及一些因节点 CF 个数限制导致的树结构分裂，进而得到更好的聚类结果，提出了基于主题聚类的在线健康社区知识聚合方法，构建了基于主题聚类的在线健康社区知识推荐服务模式。从句子层面，提出了基于改进的 W2V-MMR 算法设计了知识摘要生成方法，以大数据文本进行词嵌入模型的训练，强化词语间语义联系，优化传统 MMR 算法的排序规则，实现在线健康社区句子层面的知识聚合，构建了基于摘要生成的在线健康社区知识集成服务模式。

# 第二章
# 基础理论与方法

## 第一节  主要概念辨析 ▶▶

### 一、在线健康社区

#### 1. 在线健康社区的内涵

在线健康社区是网络社区的一种，通常指用户利用互联网平台对健康或医疗信息进行知识共享、专家咨询和成员交流的在线社区，通过用户对信息的交互与传播，提供积累/聚合健康信息及知识发现等服务[50]。在线健康社区的构成要素分为信息、用户、技术和社区，四者之间相互影响、相互依存。其中，信息是指在线健康社区中与健康有关的一切文本、图表、音频和视频等的总和，包括医疗健康档案信息、物理感知医疗健康信息、在线医疗健康信息等，是联系各构成要素的基础；用户是指在线健康社区信息活动的主体，即社区的参与者、贡献者和管理者，承担着传递、分解、消费健康信息的任务，在各构成要素中占核心地位；技术是指在线健康社区各位活动中所采用的技术和方法的总和，包括应用技术、安全技术等，是各个构成要素的支撑；社区指在线健康社区所处的内外部环境，包括运行机制、文化范围、医疗基础设施等，是各个构成要素的重要影响因子[51]。在线健康社区的基本特性分为用户交流开放性、用户需求集中性和社区管理差异性。其中，用户交流的开放性是指所有用户都可以在平台上发布内容，科普文章、经验分享、咨询求助、闲聊抒情，结构各异，模态多样，自由性强；用户需求的集中性是指人们围绕共享的医疗保健服务而聚集在一起，高质量的服务水平会增强用户黏性，吸引更多用户参与，群聚性高；社区管理差异性是指这些社区在各种数字平台上运营，很大程度上是在传统医疗政策和医疗保健机构的世界之外发展的，在线平台的演变速度创造了全新的商业模式。在线健康社区的信息资源服务类型主要分为身份及偏好类信息、社区用户交互信息和情景感知型信息。在线健康社区的信息服务方式可以分为个人健康信息管理服务、健康信息搜索服务、健康信息咨询服务和健康信息推送服务。与在线健康社区相关的术语主要有"虚拟健康社区""网络健康社区""在线医疗社区""虚拟医疗社区""电子健康社区""互联网健康社区""互联网医疗社区"等，虽然这些术语可以互换，但"在线健康社区"一词使用最为广泛[52]。

**2. 在线健康社区的类型**

在线健康社区的类型繁多，可以按照不同的规则进行划分：①根据社区用户构成类型划分，可分为医生交流专用的在线健康社区和医生患者共同构成的在线健康社区。在线医生交流社区是相关从业人员之间进行学术、工作、生活交流的专业性知识交流社区，以 Medlinker、SERMO 为代表。在线医生患者交流社区更偏向于普通用户，是提供健康咨询、网上挂号、家庭医生等服务的大众性社区，主要有大大夫在线、丁香园、爱爱医医学网等。②根据社区建设主体的不同，可分为专业医疗社区、商业性社区、传统媒体的健康社区、个人健康网站、企业健康社区 5 类。其中，平安健康商业性强，健康服务结合保险业务；好大夫在线专业性强，在线问诊和直播义诊服务突出；丁香医生社区型强，用户黏性高，交流积极；春雨医生提供各种健康服务，如健康计划、春雨育儿等。③根据服务内容的不同，可分为综合病种的在线健康社区和面向专病的在线健康社区。综合病种的在线健康社区聚焦于个人病例管理、相似病理展示、疾病自查以及推送类似健康状况的病友信息，如PatientsLikeme、医享网、百度拇指医生等；面向专病的在线健康社区聚焦于某一特定病症提供药品、保健知识推送、专家问答及知识科普推荐等服务，如面向孕妇健康信息需求的妈妈网论坛、面向糖尿病的甜蜜家园等。

## 二、知识聚合

**1. 知识聚合的内涵**

聚合的字面意思是分散的聚集在一起。在计算机网络研究领域，聚合是指通过对互联网上的海量信息进行内容挑选、分析、归类，为人们提供有用的、更具针对性的信息内容，如新闻聚合器、检索聚合器、社交网络聚合器和多媒体聚合器等。在化学研究领域，聚合来源于"聚合反应"，是指单体小分子通过相互连接形成链状大分子，即单体合成分子量较大的化合物的过程[53]。在图书情报领域，聚合是对数字资源的聚集和融合，在资源整合基础上进行更进一步的语义融合，从而达到1+1＞2的聚合效果，形成对有关领域更深层次的理解和认识[54]。同时，聚合的知识化组织与利用意义也成为有关领域进行资源再造的有效方法共识。

与知识聚合相关的术语有"知识融合""知识整合""信息聚合""资源聚合"

"数据整合"和"信息融合"等，它们概念看似相近，内涵则完全不同。从处理的行为来分，聚合、融合、整合都是通过某种手段将不同知识单元进行集中处理的过程，但在处理方法上有所差异。整合是将零散的东西衔接起来形成一个整体；融合是将多个不同的东西合并或混合，创造出一个新的整体；聚合是将零散的东西按照一定的关系组合成一个整体。因此，知识聚合可建立各个知识间的不同联系，形成相互关联的知识体系；知识融合可提取各个单元的知识，经过综合应用形成新的知识，相较于知识聚合，知识融合重视异构知识的转化过程并最终产生新知识；而知识整合则针对各知识单元的共性对其进行综合管理，知识整合服务是企业组织能力的本质体现[66]。从处理的主体来分，数据、信息、资源、知识是不同粒度的处理对象，四者之间存在"数据—信息—资源—知识"的发展演进过程。而且，知识聚合的概念是由数据聚合转化为信息聚合再升级为知识聚合，是数据集合、信息聚合及资源聚合的进一步深化。因此，在本书中不对聚合的主体进行严格区分，将数据聚合、信息聚合和资源聚合均囊括至知识聚合的范畴。同样，知识融合与信息融合、数据融合紧密相关，知识融合是在数据融合和信息融合基础上的凝练升华。

知识聚合这一概念涉及众多学科及领域，是一个高度集成的概念体，相关领域的学者都在对此进行着深入研究。于英香等人认为知识聚合起源于"数据聚合"，通过知识组织技术实现知识元的融聚而产生新的知识元，其本质目的是提供知识服务以满足用户的知识需求[55]。牛力等人认为知识聚合借助统计分析、数据挖掘、人工智能等方法对存在显性或隐性关联的资源素材进行因子重构与凝聚，以提取知识单元间的内在关联为手段，构建多维度、多层次的知识体系[56]。唐晓波等人认为知识聚合旨在对知识碎片进行动态关联和筛选组织，以实现知识单元的有机连接和知识资源的多维组合，从而为用户提供个性化和智能化的知识服务[30]。肖璐等人认为知识聚合旨在以资源内外部特征的语义揭示为基础，充分挖掘资源内部知识单元的关联，从而重新组织资源使之符合用户认知习惯与知识利用规律[61]。通过对知识聚合内涵研究进行梳理，可以从以下几个方面展开分析。内涵定义研究：通过一定的方法对知识单元进行凝聚，以形成多维多层且相互关联的知识体系。应用场景研究：大数据时代为知识聚合的应用提供了更大的空间，智慧医疗、智慧城市、智慧教育等一系列专业领域的应用丰富了聚合实证研究。知识聚合在具体环境中所提供的服务有所差异，根据服务的层次不同，应用研究可以分为知识获取、知识推荐和知识发现。目标意义研究：①知识聚合是知识组织的新发展方向，通过综合运用数据挖掘、人工智能和机器学习等前沿技术对海量、多元、动态的数据特征进行多维度组织，识别与理解知识单元，计算与表达知识间的关联关系，形成有机的知识体系。②知识聚合有助于实现基于用户需求的知识服务。知识聚合本质上是用户与知识互动的过程，是用户产生需求、表达需求和满足需求一系列过程的体现[65]。因此，知识聚合建立多维知识体系，结合用户知识需求，提供精准化、个性化、智能化的知识服务，从而为用户带来更好的体验。

**2. 知识聚合的方法**

知识聚合方法的研究从开始到现在经历了三个阶段。第一阶段为萌芽期，从简易信息聚合方法开始，该阶段正值 Web2.0 兴起，博客（Blog）、维基（Wiki）、标签（TAG）和社会网络服务（SNS）等 Web2.0 技术被积极、迅速地推介、应用到图书馆的知识服务中。其中，基于 XML 语言简易信息聚合（RSS）技术为主的信息聚合手段在该阶段被广泛应用，主要通过构建信息聚合平台，向用户推送信息内容。如谭恒亚等人基于 RSS 技术的实际应用，构建立体网络阅读平台，提出阅读推广服务模式[57]。李永钢利用 RSS 技术结合用户需求聚合不同图书馆与之相符的信息资源，推动传统信息服务向知识服务的转变[58]。第二阶段为发展期，从本体和语义网开始，该阶段正值 Web2.0 蓬勃发展，知识聚合研究从馆藏数字学术资源延伸至网络综合社区，更多先进的聚合方法在学术商业数据库领域得以应用，包括关联数据法、分众分类法、社会网络分析法、主体模型法等。其中，基于语义的知识聚合被广泛研究，主要通过构建本体和语义网形成知识主题发现、知识推荐和知识导航等深层次的知识发现服务。如张维冲等人利用语义表示与识别、知识关联与聚合提出基于全要素网络构建的政策文本关联聚合技术方案[59]。刘伟力等人利用 Doc2vec 算法计算语义相似度，并构建答案语义网络，提出答案组织方法[41]。第三阶段为繁盛期，从大数据挖掘和人工智能技术开始，该阶段 Web3.0 兴起，面对领域化、碎片化、多元化和海量化的知识资源需要引入知识图谱、多模态数据处理、超网络、渐进式语义网络等新的技术和方法，促进知识聚合朝细粒化和多维多元化发展，创造出个性化、深入、反应迅速、准确的内容聚合与应用聚合平台。至此，国内知识聚合领域研究呈现多元化，从研究对象到研究方法都在不断创新。

知识聚合旨在将已有的同类知识归一化，打破知识间存在的鸿沟，帮助满足用户高质量知识需求，常用的聚合技术如下。①简易信息聚合，基于 XML 的标准格式，为用户提供方便、高效的互联网信息的发布和共享，用更少的时间分享更多的信息，形成标题、关键词、主题词、摘要等文本形式的推送信息。②元数据知识聚合，元数据是关于数据的组织、数据域及其关系的信息，按照不同应用领域可以分为业务元数据、技术元数据和操作元数据。在知识聚合中，元数据能揭示信息特征及其关联关系，促进知识服务效率。③关联数据知识聚合，关联数据是以资源描述框架为基础，用三元组（主语、谓语、客体）来表示资源，形成语义网基础结构。而语义关联则是对关联数据更深层次的发展。在知识聚合与发现中，利用关联数据在化解语义异构和本体定位问题等方面的优势，构造知识聚合框架[60]。④社会标签的知识聚合，社会标签由用户、标签、资源三大要素组成，是用户利用标签对特定情境下的目标信息资源进行分类的协同分类系统。在知识聚合中，该方法对数量巨大、碎片化程度高的网络资源有较高适用性，分为标签语义关联研究、基于标签网络的研究和基于标签的资源聚合研究[61]。⑤社会网络分析的知识聚合，社会网络分析以社会网络中的结点及其关系为研究对象，通过定量分析，探析网络整体结构、挖掘关键结点、发现子群网络。在知识聚合中，该方法为基于资源网络的多维度语义聚合研究提供新视角，能实现数字资源的结构化和层级化体系；实现数字资源的整体分类；清晰直观地展示资源分布情况[62]。⑥知识计量的知识聚合，知识计量是对文献中蕴含的知识数量、质量和价值等的测量，强调利用计量途径，从知识资源本身的内容和语义出发，对资源及其知识内容的层次性、关联系、结构性实现更深层次上的揭示。在知识聚合中，该方法主要运用于馆藏资源聚合研究，经历了元数据——传统计量关联——语义与计量结合的阶段性聚合实现过程，是大数据环境下知识科学发展的重要方向[63]。⑦推荐系统的知识聚合，推荐系统通过准确捕捉用户的偏好，来建议用户可能感兴趣的项目，是当前解决信息过载问题最有效的工具之一，可以实现面向用户的个性化推荐服务[64]。在知识聚合中，该系统模型提供了主流的协同过滤推荐、知识图谱推荐和图神经网络推荐方法等，促进信息获取更精准化、个性化和智能化。

## 三、知识服务

### 1. 知识服务的内涵

知识服务的全称是知识密集型服务活动，产生于知识社会背景下，本质上是一种基于服务对象实际需求目标驱动着的服务。20 世纪 60 年代，莱恩最早使用"知识社会"概念，德鲁克将知识社会置于"社会的中心"地位。在网络化的知识社会，如何将海量信息向有价值的知识过渡，成为时代的新命题。2005 年，联合国教科文组织发布报告《迈向知识社会》，指出"人类社会正在由信息社会迈向知识社会，信息服务升级为知识服务已成为大势所趋"。知识服务可以归纳为服务提供者通过系统化信息收集、整合信息资源，为满足不同用户信息需求，提供给用户本身专业知识和实际应用能力。知识服务的作用既可以是提供新的知识，也可能作为催化剂促进内部知识的流通和转化。相比于信息服务，知识服务突出面向用户的实际问题，根据用户问题需求动态连续地收集、分析、重组、创新、集成而形成用户需要的知识产品的服务[80]。知识服务一般包括知识生产、知识转换、知识管理、知识供应、效果评估等过程，涉及平台建设、内容生产、产品开发、服务提供、分享解决等多个环节，主要包含内容、产品、交流与方案四种类型服务。从知识服务过程分析来看，知识服务模式有四个步骤，一是信息咨询的采集，二是知识资源的储存和分类整理，三是知识库，为用户提供知识搜索，四是知识服务平台，用户进行使用反馈，从而促进服务质量的贴合度和专业度。此外，知识服务是信息经济的延伸，是为适应信道拓展新形式和科技迅速发展而持续进化的一种价值生成式服务[81]。因此，大智物移云（大数据、人工智能、物联网、移动互联网、云计算）的融合应用是知识服务的必要条件，也为行业的知识组织与服务创新提供了新的契机。数据内容的大规模释放、数据计算能力和分析水平的提升、数据治理结构的形成，使知识以不同的形态服务于创新过程[82]。大数据以"更多、更杂、更好"的思维变革推动着知识服务模式变革和知识服务提升。知识服务开始朝着个性化、智能化、人性化和交互式的智慧服务进一步延伸，然而目前并未达到智慧服务这一理想目标的服务水平状态。知识服务延伸以实体抽取、本体、知识图谱、情境感知技术等为基础，以学科服务、情报服务、数据服务、出版服务、智库服务等为特征的新型服务，包括决策支持服务、数据服务、空间服务在内的，富含隐性知识转移的智慧型服务[83]。

综上所述，现阶段知识服务在新一代信息技术支撑下从内容和形式上进一步得到加深和扩展，从内容上看，是知识的不断加工、深化过程，如对知识的个性化组织、知识的高附赠加值等；从形式上看，是数据服务到智慧服务的扩展，更加自动化、集成化、可视化、生态化。现阶段知识服务的特征主要表现在以下几个方面：①海量、多元、异构型数据的广泛积累。往往需要专门的数据挖掘技术才能实现知识的提取和服务，如通过建立数以亿计的数学模型进行有效处理。②以人工智能为核心的知识交叉融合。大数据带来了社会知识生产服务方式的大变化，呈现信息和知识生产的大众化、社会化、协同化；人工智能领域作为知识服务的重要支撑，促进了知识的融合、知识共享与协同创造。③资源对象的细粒度化、语义关联与数据可视化。现阶段知识服务是由于信息颗粒度细化而产生的新的服务内容和模式，充分关注对数据资源的细粒度碎片化挖掘、深度语义揭示、广度关联聚合、多维可视化分析及个性化、精准化的智能服务应用。④共性技术目标与异性技术特征的相辅相成。针对不同行业、领域及用户需求，就需要在原有共性技术系统的基础上，针对特殊的专业化要求，形成其独有的知识服务异性技术体系。⑤环境的多元复杂化。知识服务离不开外部环境，包括信息环境、技术环境、生态环境等，而以大数据为特征的外部环境的变化使得知识服务环境变得多元复杂化。⑥供需方的主观能动化。随着用户需求更加细化，用户参与到知识创新体系的意愿更加强烈，知识服务在某种程度上转变为交互创新。现阶段知识服务面临的挑战有：①如何拓宽知识服务渠道，合作消除知识茧房影响。②如何积累数据处理经验，融合海量数字资源。③如何激励服务持续创新，促进知识服务智慧化[84]。

**2. 知识服务的模式**

知识服务模式是指描述知识服务活动的构成要素与其之间的关系，研究内容包括知识服务的技术实现、运营管理以及创新活动等[85]。知识服务模式作为描述事物显性与隐性机理与联系的一种结构化表述[86]，研究其有助于提升知识服务工作的逻辑性与目标的明确性[87]。知识服务模式从不用的研究视角有不同分类。①按知识服务提供过程中服务双方交互的程度进行划分，可分为专职顾问服务模式、参考咨询服务模式和自助服务模式。专职顾问服务模式的交互程度最高，知识服务提供者从用户需求分析开始到满足用户需求为止，提供全过程的知识供给服务，双方全程参与，面对面交流。参考咨询服务模式主要用于服务提供商解答用户提出的问题，提供必要的帮助，不需现场服务，以非物化或以非物化为主、物化产品为辅的服务过程，服务双方交互程度较低。自助服务模式由用户通过具有知识推理能力的服务技术平台采用自助服务的方式满足其需求,服务双方交互活动是间接的,以物化产品为主,提供标准化服务和解决方案。②按知识服务的动力机制进行划分,可分为政策驱动型知识服务模式、产品驱动型知识服务模式、技术驱动型知识服务模式和专业驱动型知识服务模式,推动四种知识服务模式发展的动力分别是政策引擎、产品引擎、技术引擎和专业引擎。③按知识服务的满足不同用户需求进行划分,可分为扩展型知识服务模式和定制化知识服务模式。扩展型知识服务模式以用户学习知识、扩展知识面为目的,不针对具体问题。定制化服务模式以用户需解决的问题为目标,根据相关知识提供解决问题的产品或方案。④按知识服务的四要素(服务者、服务对象、服务手段、服务内容)进行划分,可分为创新导向的知识服务模式、用户导向的知识服务模式、技术导向的知识服务模式和领域导向的知识服务模式。知识服务未来的研究前沿将是开放式创新下的知识服务模式、设计思维下的知识服务创新模式、大数据环境下的知识管理模式和医疗健康领域的知识服务模式应用。

# 第二节  相关理论基础 ▶▶

## 一、信息链理论

信息链理论从组织学、管理学及系统学中提炼出来,是情报学的一个重要理论,它将信息传递的各个要素视为一个有机整体。我国学者在丰富的知识与情报来源的基础上,提出信息链是由事实、数据、信息、知识和智能五个要素或链环构成的连续体[67]。从功能的维度出发,信息链由信宿、信道、信源构成,人才流、技术流、资源流中的信息集聚为信息流。从结构的维度出发,信息链包含了上游、中游、下游链式信息传导协同机制,为信息流的畅通、信息的共享提供支持[68]。在信息链中,信息被视为信息链的中心链环,兼具物理属性和认知属性,是不同世界的交汇点。信息的下游面向物理属性,而上游则面向认知属性。

在大数据、人工智能等新一代信息技术发展下,研究人员对信息链的认识越来越深刻,与时俱进地丰富和发展信息链理论。研究认为,在新的技术环境下,信息链原有的渐进式逐级提炼升华的模式被打破拆散,研究人员可以从信息链上任意节点入手,直接挖掘出决策需要的知识和解决方案[69]。信息链中涉及的信息技术,如表2.1所示[70]。

表 2.1  信息链与信息技术

| 对象 | 价值 | 状态 | 信息技术 |
| --- | --- | --- | --- |
| 事实 | 个体或总体的呈现形式 | 一无所知 | 描述性统计分析 |
| 数据 | 碎片化的原始素材 | 一知半解 | 数据抽取、数据清洗 |
| 信息 | 加工处理后有逻辑的数据 | 知道是什么 | 数据库技术、数据建模技术 |
| 知识 | 对信息的提炼和概括 | 知道是怎样 | 知识图谱、统计分析、机器学习 |
| 智能 | 综合运用知识进行预测和决策 | 知道是为何 | 信息推荐、数据可视化 |

领域内多位著名情报学专家认为，大数据时代数据的价值也不再需要像过去那样经过加工成为信息再转化成为知识，最后通过知识来实现。人们可以借由"互联网＋"时代的新工具实现数据到知识甚至从数据直接到智慧的跳跃式转化[71]。在线健康社区信息的产生渠道、传播机理、表现形式、价值转换规律和应用场景都有别于传统情报学的信息链模型，这必然会重构原有的信息链模型，为其带来跨学科、跨领域的研究空间[72]。因此，本书以信息链为指导，探究在线健康社区知识服务从数据挖掘到信息融合再到知识聚合的价值密度增值过程。

## 二、用户需求理论

目前在心理学研究中，普遍认为需求引起的是行动的倾向，而不是行动，这些倾向是否导致行动主要依赖于生理因素、经验因素和环境因素。马斯洛需求层次理论形成于20世纪40年代，在现代行为科学中占有重要地位，是众多理论支柱之一，其不仅是动机理论，同时也是一种人性论和价值论。马斯洛需求层次理论将人类需要分为五个层次：生理需求、安全需求、社交需求、尊重需求和自我实现的需求。20世纪70年代以后，马斯洛将需求层次理论修正为八个层次，补充了认知需求、审美需求和自我超越的需求[73]，修正后的八个层次理论几乎详细地遍历了人类的所有需求。与此同时，人们的需求是不断变化的，人类的进化和成长，需求向上移动，成为对个人价值的追求，这是人类最大的需求。人作为一个有机体，当低层次的需求被满足时，高层次的需求才会发展，继而成为推动行为的主要原因。而且，这种需求的发展是波浪式推进的，在低层次需求没有完全满足时，高层次需求就产生了，低层次和高层次之间会有重叠部分，并且高层次需求制约着低层次需求的发展。本书参考马斯洛揭示人类需求所具有的层级关系特征，为理解和分析在线健康社区用户需求提供依据。用户在健康信息需求的转化过程中，对需求认知的表达会逐渐抽象化、模糊化，隐性需求会逐渐增多。为更好地满足用户对健康信息的需求，本书应用马斯洛需求层次理论探究在线健康社区用户的知识需求层次划分。

信息需求是信息行为研究中的重要概念。信息需求层次理论形成于20世纪60年代，由泰勒于1968年提出，通过对用户信息需求的详细分析，将其划分为四个层次：内在需求、意识需求、形式化需求、折中需求[74]。信息需求层次理论指出信息的查询是一个动态的过程，是一个转换的非线性适应性机制的微事件。用户需要通过多个步骤完成从第一层到第四层的过渡，并最终确定自己的信息需求从而完成信息查询。20世纪70年代以后，针对泰勒模型中用户信息需求的不可知、不具体，众多学者将认知科学作为用户信息需求研究的理论基础，其中以贝尔金的知识异常态假说和德尔文的意义建构理论最具代表性。20世纪90年代以后，进化心理学被纳入信息科学，着眼分析人类最根本的信息行为和作为物种生存的信息行为动机，将信息获取与知识形成链接，开始研究基于知识而不是基于信息的信息需求理论。信息需求理论的提出是用户信息行为研究的基础，能更好地探究用户健康信息搜寻的策略，构建知识服务模式以及对知识服务质量进行有效的评价。

## 三、知识生态理论

"生态学"来源于希腊词语，由"oikos"和"logos"组成。科学家 H. D. Thoreau 于 1858 年使用生态学这一概念，并被 Haeckel 使用，可以在自然领域中寻找人类进化的证明。研究生态学的目标就是协调人与自然环境的关系，在各领域中都可以应用生态学的概念，包括人类的经济活动以及社会活动，为人类与自然环境的和谐发展提供有力的支持。知识生态学源于自然界的生态系统理论，作为一门研究理论和管理实践的交叉学科，主要对知识、知识创新、知识应用的社会关系、网络关系、面向知识的行为展开研究，由此形成一套方法论，可以对知识进行管理[76]。随着对知识生态学认识的深入，发展出知识生态系统以及知识生态因子等概念。这些概念都可以应用到知识组织过程当中，包括知识的创造和知识的使用，以及对知识资产的管理。知识生态系统作为一个动态的系统，具有输出知识、生产知识的能力，并且知识生态系统与外界随时保持知识交换。通过知识生态学可以研究知识体系的演化机理、动态动力、网络结构等，并且把知识放在一个完整的系统中，研究知识与外界的交换以及外部对于系统内部的影响。通过对知识生态系统的研究，可以设计具有组织能力的系统。

### 1. 知识生态因子

知识生态因子衍生于信息生态理论，是一项整体的、系统的协同概念，因此知识生态因子是一系列子因素的维度集成，包括知识客体维度、知识主体维度、环境的维度以及技术的维度等，每一维度下还能细化为更小的单位。知识客体维度下的生态因子是客观存在的知识，已经形成的知识客体不再发生改变，不受其他因素的影响，但知识生态因子在该知识生态系统内未来的演化方向还是受到主体、环境等内外在因素的影响，知识客体维度下的知识生态因子是整个知识生态系统中的关键要素。知识主体维度下的知识生态因子具有主观能动性，是引导知识生态系统稳定演化的重要因素，既是知识的需求者也是知识的创造者，同时还是知识的分解者。知识环境从外部影响知识生态系统运行，包括制度因素、社会因素、经济因素等。这些因素可以保证知识生态系统的运行和发展。技术维度下的知识生态因子是知识生态系统赖以支撑的技术手段，包括对知识的处理、对知识的获取、对知识的组织、对知识的保障等过程。

### 2. 知识生态系统

知识管理理论是学者们研究知识生态系统理论的基础，通过对生态系统中的各个要素的借鉴，学者们开始将研究成果进行总结，进而提出了这门理论。1991 年，美国社区情报实验室创始人 P. George 首次提出知识生态系统的相关概念。2006年，国际知识生态组织 KEI 成立，标志着知识生态系统的研究进入新阶段。具体来看，知识生态系统与自然生态系统功能类似，均具备生产功能、消费功能以及分解功能。知识的生产依赖于知识个体与知识组织，不同知识个体与知识组织形成差异性的知识种群，基于知识交互创造知识价值，进而创造知识的经济价值、社会价值以及环境价值等。知识生态系统可以从三个维度理解：从双焦点的维度，即通信和人之间的网络。从三元网络的维度，可以认为知识生态系统是三个网络构成的，一是通过沟通建立的人际网络；二是思想、信息和灵感网络；三是由知识库、移动通信、虚拟技术等构成的技术网络。从复杂自适应系统的维度，可以认为知识生态系统是一个处于复杂自适应系统的生态系统的人类群体[77]。可见，知识生态系统包括知识本体、知识主体、知识管理技术、知识流所处环境等要素。其中，知识本体是知识生态系统中的底层要素，知识间的流动交互是维持知识生态系统稳定发展的前提，各要素随着知识环境的发展而相互作用、交互和发展，形成动态、开放的系统。知识生态系统的关键因素主要包括核心技术、关键的相互依赖关系、知识引擎和代理以及绩效行为[78]。知识生态系统的特征包括整体性、复杂性、开放性和功能性。知识生态系统按照开放程度可以分为开放式知识生态系统和封闭式知识生态系统，当知识生态系统从半封闭式走向完全开放式时，不同知识主体的链接结构，以及多个参与者之间的关联网络均会发生变化[79]。知识生态系统演化机理的主要研究方法有复杂系统理论、知识生态链理论、协同学、突变论、耗散结构理论等。

使用知识生态理论可以有效利用知识资源，提升知识的交流与互动，促进知识转化为生产力，实现知识价值。因此，依据知识生态理论，挖掘提取在线健康社区知识生态系统的影响要素，明确用户知识需求动态演化的方向，构建演化过程模型。

# 第三节 相关技术方法 ▶▶

## 一、用户画像技术

用户画像即用户信息的标签化，用虚拟化的代表来标识真实存在的用户，从一系列实际产生的数据中建立用户模型。国内外用户画像的研究成果涉及电子商务、图书情报、健康医疗和旅游业等领域，呈现出明显的跨学科特征[108]。用户画像的核心是画像构建，目的是画像应用。而用户画像构建的核心是用户标签和标签数据，因此，根据标签提取、赋值差异及重组方式的不同，用户画像具有不同的构建方法与模型。众多学者从不同维度出发来构建用户画像，形成了各具特色的用户画像模型。其中具有代表性的用户画像构建方法有四种，基于本体的用户画像、基于兴趣与偏好的用户画像、基于社交媒体的用户画像以及基于行为的用户画像。

**1. 基于本体的用户画像**

该画像从本体的角度对用户数据进行规范化的提取、定义、表达、组织和评价，构建一套能被广为接受和理解的用户数据本体体系。国内外代表性的研究有Edwards设计实现了一个可重用、可扩展和语义Web兼容的客户特征本体，用于表示电子商务系统的实体及关系，通过画像将顾客划分为特定类别[110]。Calegari等人从通用本体库YAGO中提取知识来自定义个人本体，构建出结构化的、语义上连贯的用户主题兴趣画像模型[111]。盛姝等人通过三元组抽取方式挖掘社区"行为-情感"之间语义关系，建立"行为-情感"本体，进而揭示行为及情感交互路径和用户画像[112]。单晓红等人通过定义类、对象属性、数据属性及设置约束条件构建酒店用户画像本体，采用Protégé和OWL的人工与半自动化结合的方式来实现本体实例化，完成对酒店用户特征的完整刻画[113]。可见，基于本体的用户画像有较强的语义表达和逻辑推理能力。另外，本体的结构化特征能为用户画像提供更丰富的信息，然而构建本体本身是一项耗时耗力的任务，并且针对不同领域，需要专家构建对应领域的本体。

**2. 基于兴趣与偏好的用户画像**

该画像根据用户兴趣显性数据进行分析或通过其他用户隐性数据挖掘出用户兴趣的方式来构建出用户画像模型，重点关注用户的兴趣而非用户本身。用户兴趣是用户根据实际需求、习惯、心理状态等因素对各类信息的偏好表现，体现了用户的行为特征和情感倾向，具有一定的稳定性，是构建用户画像的重要信息来源。如Hoang通过兴趣内容和用户行为建立用户兴趣模型，并提出一个适应多种类型用户行为的通用框架[114]。Filipova等人利用数据挖掘技术确定用户消费模式和购买偏好的影响因素，帮助构建用户画像[115]。翟姗姗等人在用户个人页面搭建基于病情画像与用户兴趣的个性化推荐模型，全面考量用户的兴趣偏好、病情、时效性、丰富性、热度等各类因素，提供真正对用户有价值的医疗信息[116]。吴剑云等人基于用户画像和时间指数衰减的视频兴趣标签，并结合视频喜爱度和协同过滤，进行视频推荐[117]。可见，基于兴趣与偏好的用户画像模型有利于从多源数据中挖掘隐式用户兴趣、发现用户偏好，还可以引入主题模型进行文本挖掘；但其局限在于随着用户兴趣的动态变化，画像时效性有限，而运用主题模型又无法融合多维用户特征。

**3. 基于社交媒体的用户画像**

该画像通过关联用户在社交网络中的评论、转发、点赞等行为而构建的社会化联系来构建出用户画像模型。在网络社交媒体中，用户关注的主题与话题讨论是获得用户信息的重要来源，也是构建用户画像的重要方式。通过对基于社交媒体的用户画像相关文献进行梳理，发现具有代表性的有：Bhtacharyya等人以Facebook用户关键词为样本，分析用户之间的相似性，找到交友中受影响的相似之处[118]。话题是社交媒体中用户关注的焦点，可以反映出参与用户的行为特点和情感倾向，

Pazzani 等人利用朴素贝叶斯算法分类用户话题以表示用户[119,120]。张亮等人以知乎社区的机构号为例,依据问答社区机构号内容运营特征,确定机构号特征标签体系,构建用户画像,实现机构号用户聚类,分析其内容生产与社群交互特征[121]。李旭光等人以小米社区为例,根据较为活跃的用户发帖和评论文本数据进行分析,构建用户画像及其典型特征,揭示每类用户的特征和知识行为[122]。可见,基于社交媒体的用户画像构建有两个要点:一是注重对用户社交媒体社会关系的描述;二是注重用户数据的群体特征。然而,以虚拟用户相交的社交媒体数据刻画的用户画像的准确性有待商榷,研究中还需要对搜集到的社交媒体用户数据的真实性进行辨别,以便提高用户画像的准确性。

**4. 基于行为的用户画像**

该画像通过对虚拟和现实中各类用户的各类行为进行分析和挖掘来构建符合需求的用户画像模型。用户行为是用户为满足自身信息需求的一系列动态表现,信息需求不同,用户行为也不同。一般来说,基于行为的用户画像研究主要包括用户的信息检索行为、信息浏览行为等。如 Corney 等人根据用户在系统中的行为日志进行统计分析,挖掘用户在系统功能上的使用模式,以便管理员能捕获用户的异常行为[123]。Veningston 等人将用户在网络中的历史浏览行为数据建立用户的兴趣主题和文本主题,计算每个文档的个性化评分[124]。余明华等人通过基于 xAPI 的研究性学习行为记录库采集数据,采用定量画像方法对数据进行分析和建模,刻画实现学生信息标签化[125]。李嘉兴等人通过移动终端日志追踪软件获取微信老年用户使用日志数据,基于老年用户画像体系中的用户属性及行为数据聚类结果深入分析微信老年用户行为特征[126]。可见,基于行为的用户画像构建以用户行为数据为依据,从看似散乱无序的行为数据中挖掘出用户行为的规律与特征,构建用户画像模型,然后可以预测用户的行动,实现精准信息服务的目的。但其不足之处是用户行为数据存在稀缺性,缺乏对用户行为进行合理性的判断,而且模型构建方法与可视化、人工智能等技术手段的结合尚不够紧密,使得基于用户行为数据构建的用户画像模型在动态性、立体感等方面尚有待完善。

## 二、深度学习方法

深度学习是一种数据表示的特殊机器学习方法。近几年,利用深度学习模型和条件随机场(CRF)的方法对大规模自由文档进行实体识别、关系抽取成为新趋势。相较于词典方法和规则的方法,机器学习不需要大量依赖词典和表达式,对大规模自由文档实体识别的准确性方面会有更好结果[160]。随着机器学习的深入研究,人们发现双向长短记忆神经网络加条件随机场模型(BiLSTM-CRF)在食品安全、理论术语、电子病历等通用领域的不同实体标注和抽取任务中,能达到或接近最佳水平,比较适用于大规模语料中的实体识别和关系抽取[161]。Jagannatha 等利用该模型对临床文本进行识别,扩展了 LSTM-CRF 模型[162]。实验结果表明,

BiLSTM-CRF 比 CRF 能提高 2%～5% 精度，并且 BiLSTM-CRF 达到了最高精度。李明浩等人也同样基于 BiLSTM-CRF 模型在全国名医验案类方中进行实体识别和关系抽取，性能指标方面比 LSTM 有所提升[163]。李钢等人也将 BiLSTM-CRF 模型应用到中文电子病历做医疗实体识别，结果表明该方法能够显著提升传统 CRF 方法的实体识别效果[164]。因此，本书采用该方法对在线健康社区文本数据进行知识实体抽取。BiLSTM-CRF 模型是在 LSTM、BiLSTM、LSTM-CRF 等模型的基础上发展起来的，本小节将对其发展过程进行介绍。

**1. LSTM 模型**

长短期记忆神经网络（Long Short Term Memory，LSTM）是一种循环神经网络（Recurrent Neural Network，RNN）的变体，通过引入门控机制来有效地捕捉和记忆序列数据中的长期依赖关系。它是一种常用于处理处理序列数据的深度模型，特别适用于处理具有长期依赖性的序列数据，即删除冗余上下文信息对其模型的效果影响不大。它的应用场景涵盖图像识别与分类、文本情感分析、机器翻译以及词性标注等。LSTM 模型的核心思想是利用门控单元来控制信息的流动和存储，每个隐藏层包含三个关键的门控单元：遗忘门 $F_t$、输入门 $I_t$ 和输出门 $O_t$，以及输入字符 $X_t$、单元状态 $C_t$、临时单元状态等组成，如图 2.1 所示。遗忘门 $F_t$ 可以控制模型需要忘记上一层信息的比例，输入门 $I_t$ 则决定当前输入信息的比例，而输出门 $O_t$ 主要控制哪些信息需要被输出。其计算的整体思路可概括为：在单元状态 $C_t$ 下，将输入字符 $X_t$ 通过遗忘门 $F_t$ 和输入门 $I_t$ 进行信息的过滤和传输；在筛选出有效信息并丢弃无用信息后，从输出门 $O_t$ 输出，将结果存储到临时单元状态中，并在每个时间步结束时将隐藏层状态 $Y_t$ 输出。另外，受限于模型本身的缺陷，LSTM 模型忽略了未来序列的上下文信息。比如说"他们"，若无法考虑"他"之后的上下文信息，就会将"他"单独分词和识别。

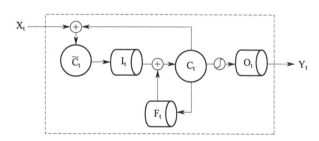

图 2.1　LSTM 模型内部结构图

**2. BiLSTM 模型**

双向长短记忆神经网络模型（Bi-directional Long Short Term Memory，BiL-STM）是在单向的 LSTM 网络基础上再增加一层反向的 LSTM 网络而构成，反向 LSTM 网络的实现本质上把输入序列进行逆转，然后输入到正向 LSTM 网络中。BiLSTM 模型的优势是可以在当前节点获取正反两个方向的特征信息，这样既可以保存前面的上下文信息，也能考虑未来的上下文信息，并将来自两个不同方向的信息进行保存和存储。BiLSTM 模型在词向量领域取得了更好的效果，尤其在分词和命名实体识别方面要优于 LSTM 网络。

### 3. LSTM-CRF 模型

LSTM-CRF 模型是将 LSTM 模型和条件随机场模型 CRF（Conditional Random Fields，CRF）结合在一起，可以捕捉到输入的过去特征和句子级的标签信息。其中，条件随机场 CRF 模型是基于序列标注的模型，主要用来求给定序列的输出序列概率。而且，CRF 层有一个状态转换矩阵参数，可以有效地使用过去与未来的标签信息来预测当前标签，这与双向 LSTM 有点类似。因此，CRF 能更有效地限制输出的序列位置，可以避免前期 LSTM 特征抽取输出的结构错误，所以，在实体识别模型的最后会将数据导入 CRF 模型中，可以使模型质量得到较大提升。LSTM-CRF 模型兼具了 LSTM 模型可以解决提取序列特征和 CRF 模型有效利用句子级别标记信息的优势[165]。

### 4. BiLSTM-CRF 模型

BiLSTM-CRF 模型与 LSTM-CRF 模型类似，只是将 LSTM 转换为 BiLSTM。模型由嵌入层、BiLSTM 文本特征提取层和 CRF 序列标注层构成，是在 LSTM 网络、BiLSTM 模型和 LSTM-CRF 模型的基础上提出的。文本输入经过 BiLSTM 之后，会把前后向的隐藏态结果进行结合，生成 BiLSTM 的输出，最后将 BiLSTM 的输出给 CRF 作为输入，实现隐藏实体序列的标注和抽取，这样就形成了 BiLSTM-CRF 结构。

这种结构结合了 BiLSTM 和 CRF 的特点和优势：作为 BiLSTM，它可以有效地保存整句的前后信息，提取句子中的特征信息；作为 CRF，它可以利用上下文信息，进行具有高准确率的序列标注。BiLSTM-CRF 模型在序列标注、命名实体识别[166] 和实体抽取[165] 中能达到或接近最佳水平。此外，BiLSTM-CRF 的鲁棒性也很好，对任务类型并不敏感。总体而言，BiLSTM-CRF 是一种十分有效的序列标注模型，实验表明，通过融入句法、语序、词性、词长等多样化文本特征[167~169]，可进一步提升模型的识别效果。目前，BiLSTM-CRF 模型是命名实体识别的主流方法，在诸多领域都有很好的表现[170~172]。

## 三、自然语言生成技术

自然语言生成的宽泛定义可以表述为任何以人类可以理解的文本作为输出的任务，例如机器翻译、文本摘要或是对话回复等。自然语言生成是比自然语言理解更为困难的任务，它涉及在理解自然语言的基础上决定生成什么内容，如何组织内容以及如何用语言表达。传统的自然语言生成系统一般采用复杂的模块化设计框架：内容选择决定哪些信息应该出现在生成的文本中，文本结构化决定需要表达的信息的先后顺序和结构，句子聚合决定哪些信息单元表达在一个句子中，词汇化选择合适的词汇以表达信息选定的信息单元,指称表达生成在文本中使用合适的名称对实体进行引用,最后由语言实现负责形成句法、词性正确的文本[205]。随着深度学习的兴起,推动了各种基于神经网络的自然语言生成模型的出现。这些模型几乎都沿用了端到端的自然语言生成框架,将生成过程隐式地建模为黑盒,传统的自然语言生成系统中的模块被统一地整合在一个模型中。这种端到端的设计用一个模型就能实现所有模块的功能,而不必纠缠于每个模块的细节设计。同时由于采用数据驱动的方法训练模型,避免了手写模板或者语法规则的麻烦。下面简要介绍基于神经网络的典型自然语言生成任务以及主要技术。

**1. 典型的自然语言生成任务**

自然语言生成任务可以根据其输入信息的形态进行分类。黄民烈[206]在《现代自然语言生成》一书中将自然语言生成任务分为以下类别:①文本到文本的生成。输入是文本内容(连续的文字或是关键词)。这是最常见的一类任务,主要包括机器翻译、文本摘要、句子简化、语义复述生成、对话生成、故事生成、诗歌生成等。②数据到文本的生成。输入是结构化的数据,如表格或者知识图谱等数值、数据类的信息。具体应用如,根据球赛的统计数据表格生成相应的体育新闻报道[207],根据结构化的个人信息生成维基百科简介页面[208]等。在这类任务中,对数据的选择、比较、关联、概括非常重要。③抽象意义表示到文本的生成。输入是语义的抽象表示,生成任务需要将抽象意义表示翻译成自然语言文。常见的输入形式包括抽象意义表示和逻辑表达式。④多模态到文本的生成。输入是图像、视频等类型的多模态信息,模型需要将图像、视频中表达的语义信息转换为自然语言文本。典型的任务包括图像描述生成[209]和视觉故事生成,根据视频或者多个图像生成故事[210]。⑤无约束的文本生成。不给定任何输入,要求模型自由生成自然语言文本。一般来说,这些模型会从学习到的分布中采样,以生成多样但符合数据分布的文本。部分模型也会采样一个随机向量,然后将该向量转换为对应的文本。该任务一般用于测试基础的生成模型,如循环神经网络、生成式对抗式网络和变分自编码器等。

**2. 自然语言生成的主要技术**

现代自然语言生成模型几乎都采用了如图 2.2 所示的"编码器-解码器"框架。在这个框架中,输入经过编码器的处理被编码为向量表示,解码器则负责读取输入向量,生成所需的文本。这一框架将传统框架中的内容规划、句子规划、文本实现等功能统一整合在了解码器中。

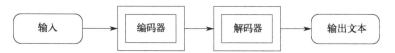

图 2.2 由编码器和解码器组成的端到端的自然语言生成框架

可以从概率建模的角度对上述框架进行形式化。假设输入为 $X$，输出为 $Y=(y_1,y_2,\cdots,y_n)$，每个 $y_i(i=1,2,\cdots,n)$ 代表一个词。模型的目标是估计条件概率 $P_\theta(Y\mid X)$，其中 $\theta$ 表示模型的参数。在自回归的生成模式下，条件概率 $P_\theta(Y\mid X)$ 可以表示为公式(2.1)。

$$P_\theta(Y\mid X)=\prod_{i=1}^{n}P_\theta(y_i\mid Y_{<i},X) \tag{2.1}$$

其中，$Y_{<i}=(y_1,y_2,\cdots,y_{i-1})$ 表示第 $i$ 个位置已经生成的部分。模型的核心任务是估计概率分布 $P_\theta(y_i\mid Y_{<i},X)$，其中 $y\in\gamma$，$\gamma$ 表示词表。

# 第三章
# 在线健康社区知识
# 聚合服务体系框架

近年来，大众健康意识和健康管理观念日益增强和进步，促进了在线健康社区的蓬勃发展。同时，随着在线健康社区知识资源的急剧增长，广泛积累了海量多元异构的在线健康信息，出现了知识低效、无法精准匹配用户健康知识需求的现象，给大量在线健康社区用户带来困扰。如何以用户为中心，面向用户知识需求开展精准化、智能化、个性化的知识服务成为当前在线健康社区持续发展需要解决的问题。知识聚合、知识图谱、用户画像等技术的发展为在线健康社区知识组织与服务提供了新的研究思路和启示。为了构建和实现面向用户知识需求的在线健康社区知识聚合及服务，首先需要了解其内部和外部的运行机理和作用机制，明确其开展知识聚合及服务的过程。因此，本章拟从微观角度解析在线健康社区知识聚合及服务组成要素、目标、动因和流程等。进而，从用户需求视角，解析用户的在线健康社区知识服务需求；从数据驱动视角，解析在线健康社区知识获取、关联及发现的挑战。最后，在用户需求和数据驱动的二维视角下，构建在线健康社区知识聚合服务体系框架，为后续在线健康社区知识聚合方法和服务模式构建提供理论基础和依据。

## 第一节　在线健康社区知识聚合及服务 ▶▶

### 一、在线健康社区知识聚合服务概述

近年来，知识聚合是领域专家和学者讨论的热门课题，从以信息为主的聚合发

展为以人为本的知识聚合，从学术平台的知识聚合衍生为社交平台的知识聚合，研究内容在逐步深化，应用领域也在不断延伸。随着研究方法和技术手段的推陈出新，能够不断优化和创新知识聚合算法，深入揭示和充分利用用户生成内容中的细粒度关联，继续拓展知识聚合粒度和维度。因此，在当前网络环境下，知识聚合是解决网络社区多源异构、分散无须的知识资源组织和利用问题的重要方法。通过对相关文献中知识聚合定义的归纳总结，可以得出4个共同点。第一，以满足用户需求为目的；第二，以挖掘出的知识关联为依据；第三，采用人工智能、数据挖掘、社会网络等先进的技术方法作为聚合手段；第四，以提供并优化知识服务为最终目标。

尽管目前国内外对于知识聚合并未形成统一的概念，但本质上是一致的，旨在挖掘资源内部知识单元的关联，从而重新组织资源使之符合用户认知习惯与知识利用规律[88]。当前研究领域仍有广阔空间，本书借鉴知识聚合的研究成果，结合在线健康社区的特点，将在线健康社区知识聚合定义为以用户健康信息服务需求或具体健康问题为出发点，将相关健康知识资源通过数据挖掘、深度学习、关系抽取、人工智能、知识图谱等方法进行识别，进而发现挖掘知识单元的内在语义关联，重新组织序化社区内健康知识资源，形成多维多层且相互关联的知识体系，能够解决用户特定场景下的健康知识服务需求，为用户提供精准化、个性化的知识服务，这些用户包括患者、家属、普通人、医生以及其他医疗从业者。

从用户需求和知识组织角度看，在线健康社区知识聚合服务有3个层面的内涵：①知识聚合服务面向用户需求实现了智能化的重新组织和整合，可以将无序的、潜在关联的、值密度稀疏的在线健康社区信息转化为有序化、显性关联化和语义深度化的健康知识[89]，有助于协助用户进行知识检索与获取，帮助用户满足高质量健康知识需求，提升用户体验和满意度。②在线健康社区信息具有多源异构性、关联性、质量差异性和潜在价值性等特征[90]，知识聚合过程中运用了数据挖掘、机器学习、知识图谱和人工智能等新一代信息技术，通过对知识元的疾病、症状、就医、检查、病因、治疗、药物、保健等关联，深入健康信息资源内部，无论是在聚合强度还是聚合粒度上都有质的提升，实现数据—信息—知识的进化、创新与应用，有助于揭示在线健康社区知识之间的关联，并发现新知识。这是在线健康社区知识聚合服务最高目标也能够为用户提供更好的知识挖掘、发现等智能化服务。③整个知识聚合及服务过程集成在社区平台功能中，能够解决知识资源过载和难以管理等问题，提高平台知识组织和服务能力的质量水平，可向用户提供体系化的、既可横向扩散又可纵向深入的健康知识内容，提升在线健康社区品牌价值，促进医疗健康服务均等化和可及性。

## 二、在线健康社区知识聚合服务组成要素

在线健康社区知识聚合服务作为系统性知识服务过程，涵盖知识的生产、流

通、转换、管理、供应以及效果评估等多个环节，离不开内外部环境因素的保障和支持。同时，知识聚合服务过程中突出面向用户的健康需求出发，运用知识聚合技术，结合多源知识资源，对服务提供的知识资源内容进行知识组织、知识挖掘和知识发现。因此，本书将在线健康社区知识聚合服务的组成要素分为知识聚合服务主体、知识聚合服务客体、知识聚合服务内容、知识聚合服务环境和知识聚合服务技术5部分，各部分之间的关系反映在线健康社区知识聚合服务的运行规律，如图3.1所示。

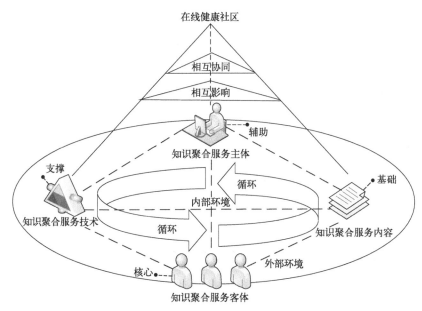

图 3.1　在线健康社区知识聚合服务各要素相互作用关系

从图中可以看出，知识聚合服务客体处于知识聚合服务各要素的核心地位，与其余要素联系紧密，其是健康信息的生产者、使用者，也是在线健康社区知识聚合主体、技术的服务对象，还是在线健康社区内外部知识聚合服务环境的影响因子；在线健康社区知识聚合技术是在线健康社区知识服务系统的支撑，为健康知识的高效利用提供了可能，在线健康社区知识聚合服务系统的运转及优化都离不开技术支撑；知识聚合服务内容是在线健康社区知识聚合服务系统的基础，联系了在线健康社区知识服务系统的各要素；在在线健康社区知识聚合服务内外环境的影响下，依托知识聚合服务主体的运营和管理，在知识聚合服务客体不断生产出知识聚合服务内容，服务内容通过在线健康社区知识聚合服务技术得到传递与处理，并最终传递给知识服务聚合客体以满足其健康信息需求。

**1. 知识聚合服务主体**

在线健康社区知识聚合服务主体包括在线健康社区平台本身及其内部的管理和运营人员。在线健康社区作为知识聚合服务的主体为用户提供知识交流活动的平台和环境，通过配备具有专业知识背景的管理人员，建模用户知识需求，对服务功能进行设计开发，对社区内容进行整合处理、分析与传播，为知识聚合服务的客体提供专业化的服务。不同在线健康社区的知识资源类型和特征各有各样，按照形式可以分为讨论组、百科、问答、论坛、聊天室等，按照医疗健康主题类型可以参照垂直领域细分为"抑郁症患者社区""红斑狼疮患者交流群"等。因此，平台的管理和运营人员应充分理解用户需求的前提下，结合平台的知识特点，设计相匹配的知识聚合方式，提升知识的交流和互动，创新知识聚合服务模式。此外，在线健康社区应该实时关注医疗动态，过滤评价知识资源内容，及时更新和完善平台内的知识聚合体系，进而为用户提供优质的知识服务。

**2. 知识聚合服务客体**

在线健康社区知识聚合服务客体是知识聚合主体的直接服务对象，是知识聚合的接受者和利用者，特指具有知识服务需求的在线健康社区用户或群体，这些用户群体按照功能角色类型可以分为患者、家属、普通人、医生和其他医疗从业者；按照属性特征可以分为咨询型用户、服务型用户、浏览型用户和综合型用户；按照参与行为类型可以分为求助类用户、提问类用户、描述类用户、情感表达类用户、经历记述类用户、知识分享类用户、社交类用户[91]。在线健康社区用户的知识需求呈现差异性、即时性、层次化、动态变化等特点，是推动知识聚合服务发展的关键因素，承担着服务效果反馈和评价的角色功能。同时在线健康社区用户作为知识活动的主体，生产了在线健康社区中的大部分健康知识资源内容，并且承担着传递、分解、消费健康知识的任务，其构成、规模、行为、观念都会对知识聚合服务活动产生影响。因此，这就要求在线健康社区要不断结合用户需求进行不断调整，不断提升自身的知识服务水平，形成知识聚合服务主体与知识聚合服务客体共同发展的双赢局面。

**3. 知识聚合服务内容**

在线健康社区知识聚合服务内容不仅包括知识聚合过程中的聚合知识资源，还包括知识传递过程中的搭建服务系统、选择服务方式、呈现知识成果、反馈服务效果等。知识资源作为在线健康社区知识聚合对象，其质量高低直接影响聚合服务水平的优劣，是在线健康社区知识聚合的重点研究问题。知识资源主要来源于知识聚合服务主、客体生成的内容，以显性知识为主，结合了文字、图片、语音、视频、动画、超链接等多种形表现式，涵盖医护健康常识、经验、体会、心得或者疾病的疾病、症状、就医、检查、病因、治疗、药物、保健等知识，具有专业术语多、可信度存在问题以及冗余重复、碎片化等特点。例如医疗问答社区对于"乳腺增生是否会造成乳腺癌"问题，可能会有不同的用户进行提问和咨询，答案也存在多个，不少答案由相关患者或第三方机构生成，缺乏专业的知识评价和筛选机制，这就造成了知识的可信度低以及冗余和重复，而且通常伴随着像"浅表静脉""天冬素片"等许多专业的医学、药物名称，导致知识专业化程度较高，使得很多用户在获取知识时存在一定障碍和困难。因此，这将要求知识聚合服务主体具备处理数据量大、形式多样、规范性差、数据稀疏的用户生成内容的能力，才能充分挖掘其知识内容的价值。服务系统是以在线健康社区平台为基础架构的智能化的服务系统，主要提供服务接口和渠道。服务方式包括知识导航、知识推荐、知识检索、知识集成等多样化的知识服务方式。知识成果是指聚合后形成的多维多层且相互关联的知识体系，具有深层次、高度准确、内容可视化和高质量等特点。服务效果一般可以包括用户的满意度、服务成本、问题反馈率、问题解决率、信息采纳率等指标组成，是对知识聚合服务的评价和反馈，了解在线健康社区知识聚合的阻力和动力，建立用户对知识聚合效果优化的反馈机制，能够及时发现知识聚合过程中的问题并及时调整，形成知识聚合服务的闭环。

**4. 知识聚合服务环境**

在线健康社区的知识聚合服务环境是知识聚合发生的具体场所，为知识聚合服务提供保障和基础，对于知识聚合活动进行指导和调控，可以分为内部环境和外部环境两部分。知识聚合内部环境主要指在线健康社区内部环境，即影响在线健康社区知识服务质量的内部环境因素总和。从微观上看，知识聚合服务以网站、APP等形式向用户开放，其访问界面的合理美观、操作流程的便捷迅速、客服服务的质量均影响用户的信息活动；从宏观上看，知识聚合服务的规章制度、激励措施、服务理念、氛围环境等均是内部环境的重要组成部分。内部环境的改善有助于约束用户在在线健康社区中的行为，在参与的医疗健康话题讨论中更多地表达同情、礼貌、鼓励、自信等情感；激励用户生产更高质量的知识内容，指导管理人员在服务过程中提高自身的素质水平，拥有知识聚合及服务的态度和意识，进而实现更好的知识聚合。知识聚合外部环境是指在线健康社区的外部环境，即影响在线健康社区知识服务质量的外部社会因素总和，包括政治、经济、文化、法律、医疗基础设施等。外部社会环境是在线健康社区知识聚合的起点，支撑着在线健康社区知识聚合的一切活动，能够促进在线健康社区用户积极参与和医疗健康相关的知识生产中，能够从宏观上引导知识聚合的主体进行正确的知识聚合工作，对在线健康社区知识聚合的开展具有引导和辅助作用。

**5. 知识聚合服务技术**

在线健康社区的知识聚合服务技术是支撑知识聚合服务活动的基础，即在线健康社区知识聚合及服务过程中涉及的主题挖掘和情感分析、知识筛选、知识组织、知识推荐、知识评价、精准匹配用户需求等活动所采用的技术、方法和工具的总和，主要包括数据挖掘、多模态数据处理、人工智能、大语言模型、可视化、渐进式语义网络、知识图谱等多种类型技术方法与工具，保障知识聚合服务智能化、个性化和精准化。运用先进的信息技术能够优化和创新在线健康社区知识聚合算法，在聚合对象的处理、聚合关系的描述、聚合粒度的抽取等关键问题上提供解决方案，有效促进知识聚合的能力和效率，同时，知识聚合效果反向促进知识聚合技术的发展，促进当前知识聚合技术的更新和改进。例如在线健康社区平台通过聚类、分类、主题生成和摘要生成等手段实现用户生成内容的处理、实现知识内容的直观描述，聚焦热点、获取关键词、浓缩摘要，为用户提供优质的知识服务；通过主题挖掘、情感分析技术实现对用户的需求分析，监督用户生成内容的生产过程，为平台提供有效的知识管理；利用多模态数据处理、知识匹配方法实现平台知识的跨平台交流，提升在线健康社区的整体知识聚合服务能力，为"互联网＋"公共卫生服务的知识创造提供良好的交流环境。

## 三、在线健康社区知识聚合服务目标

知识聚合服务遵循"用户为本，需求之上"、知识资源权威可靠和知识服务方式合理可行的原则，在知识聚合服务环境的指导调控下，依托知识聚合服务技术，实现聚合主、客体与聚合服务资源内容不断匹配和映射的过程，以有效连接起用户需求与知识聚合结果为最终服务目标。本书借鉴知识聚合服务概念和目的，认为在线健康社区知识聚合服务目标主要体现在知识获取、知识推荐、知识发现和知识集成这四个方面。

（1）减少用户检索、辨识健康信息的时间成本，降低用户对目标在线健康社区知识获取消耗的注意力成本和风险成本。当下的健康知识不在于获取的困难，而是信息生产速度过快和价值密度稀疏带来的有效利用困难，信息的丰富会导致注意力的贫乏[92]，直接造成用户很难在无数的健康知识中辨识对自己有用的知识。而知识聚合方法和工具的应用，可以根据用户需求和数据特征对知识进行重新组织和序化，变得更加容易搜寻、查阅和获取，从而可以降低用户获取有需要的健康知识时的注意力成本。特别是大语言模型和生成式人工智能技术的发展，智能检索、智能问答结果知识聚合和可视化使用户知识检索和获取的效率大大提高，伴随着在线健康社区海量的健康数据增长，也充斥着许多无根据的健康信息，甚至经常包含软件广告等与用户利益冲突的诱导性消费，增加用户应用错误的医疗保健信息的风险成本。经过知识聚合处理的在线健康社区信息，可以提高用户对在线健康社区知识获取风险的认知度和敏感性，降低用户搜索和应用的风险成本。

（2）智能化地理解需求并予以满足，形成面向用户需求和实际应用的个性化知识精准推荐服务。知识推荐是知识聚合的具体应用，也是一个重要目标，可以在为用户提供需求知识的基础上拓展相关的外延知识，同时推荐热门知识，为用户以综合视角理解知识内容提供帮助。在线健康社区用户是开展知识聚合的重要依据和服务对象，当前用户对社区知识聚合与服务的内容、方式和成效的要求在发生变化，用户的特征也在发生变化。例如用户希望社区能够智能化地理解其需求并予以满足，希望获得认知性高的知识聚合结果。因此，在线健康社区知识推荐基于用户的健康信息素养、健康信息需求、社区黏性、交互行为等用户特征，构建面向用户交互的在线健康社区知识聚合的目标和优化路径，面向用户需求形成特色差异化的知识聚合结果，从而实现更加精准、个性化的健康知识推荐服务，提高知识服务的水平和效率。用户的个性化知识需求是推动在线健康社区知识聚合的重要动力，提出了更高的服务标准和要求。因此，加大对用户需求表达和特征的深度挖掘从而提供个性化的智能知识服务成为在线健康社区知识聚合服务的重要目标。

（3）揭示知识单元之间的关联，提高在线健康社区知识资源内容重用率和新知识发现。知识发现指从大量无序、混乱数据中提取出可信的、新颖的、潜在有用的知识的处理过程[93]。在线健康社区知识聚合为知识发现提供了前提条件与环境，知识发现也是知识聚合的一个重要目标。在线健康社区知识发现框架的设计从多维知识资源内容聚合角度出发，其中包括了病例药方、治疗经验、注意事项、总结方法等大量非结构化的健康知识，为知识聚合的数据资源提供了更多创新、融合及精准的可能性，利用特点进行分类后提出全方位的知识发现方法，更加深入地关联健康知识和挖掘出更多的新知识，为用户提供高效服务。另外，在线健康社区知识冗余复杂，用户在采纳和利用知识过程中，供需不平衡，知识迷航，知识重用率和交流效率低。而知识聚合能够揭示知识单元之间的关联关系，重新组织序化形成有机的知识体系，帮助用户更好地利用和创新知识，提高知识利用率和价值。

（4）提高知识组织管理和服务水平，实现在线健康社区功能价值和品牌增值。知识组织贯穿知识的获取、整序、存储、控制和表达等一系列过程，只有对知识进行有效组织，才能实现知识的高效率利用，从而开展知识检索、知识推荐、知识地图等知识服务活动。知识聚合是知识组织的新发展方向，知识高效组织也是知识聚合的重要目标之一。当前在线健康社区中知识资源的海量化、多元化和异构化等现状，给社区知识组织与利用带来了诸多的挑战。然而，知识聚合能够运用先进的知识组织方法与工具对知识进行重新集成和序化，形成的多维多层且相互关联的知识体系能够很好地解决在线健康社区知识组织和创新管理问题，提高社区内部的知识流转效率，创新知识组织和管理的手段方法，改善知识服务效果和服务能力。因此，基于知识聚合的在线健康社区知识服务更加有利于实现其功能价值和塑造自身形象，吸引更多的用户使用在线健康社区，增强社区的品牌价值。

# 第二节　基于知识聚合的在线健康社区知识服务动因分析 ▶▶

在心理学上，动因是一种激励行为的力量，从而达到某种目的。而对于系统来说，动因是系统内部各要素为了实现共同目标或完成某项活动相互作用和影响的推动力。因此，基于知识聚合的在线健康社区知识服务动因是指促使在线健康社区知识聚合服务形成、运行和可持续发展等过程中各种动力因素的作用方式和机理。本书借鉴已有的研究成果，结合在线健康社区特点，将在线健康社区聚合服务动因主要分解为用户需求驱动、数据驱动、科技进步驱动以及服务主体效益价值驱动。

# 一、用户需求驱动

用户信息需求是当个体遇到问题的一种心理状态，一般是指对事物的欲望和要求，用户购买和使用产品的过程就是在满足需求[95]。鉴于此，本书认为在线健康社区用户需求主要指用户为了解决自己现有的医疗问题，或在使用健康社区时对社区平台服务和社区功能以及自身要求的一种亟需满足的心理状态，既包含现有的必要的产品和功能需求，也包含未曾满足期待进一步完善改正地或增加的需求。参考在线健康社区已有研究中对用户兴趣偏好、参与内容和行为类型的分类结果[102]，结合用户信息需求特质进行用户行为类型的划分。①搜索类用户需求：该类用户的共同特征表现在对知识、社交等新事物强烈而迫切的探求心理，应关注其情感方面的需求。②分享类用户需求：该类用户具有较强的创作能力，如提供专业信息咨询服务或搬运专业人士生产知识，应关注其社交方面与自我展示方面的需求。③提供类用户需求：该类用户行为的动机一般包括记录生活、寻求认同或即时的感受，如叙述自身或患病亲属的患病、治疗等相关情况或经历，体现了用户个性化需求、创作需求、社交需求以及即时需求。

用户需求是在线健康社区开展知识聚合服务的首要驱动因素。在线健康社区用户既是知识的利用者，同时也是知识的创造者，是社区开展知识聚合的重要依据和服务对象。知识聚合服务起始于用户知识需求的挖掘与分析，服务目的也是为了更好的匹配和满足用户知识需求。然而，随着新一代信息技术的兴起和在线健康社区的进一步发展，用户对于知识服务的需求也在发生变化，其主要表现为对知识信息的精准获取与知识内容的效率收集等。传统的知识服务模式已经难以满足用户的健康需求，用户需求的知识从简单、分散、孤立的显性知识转化为需要进行聚合、关联的隐性复杂知识，知识的获取方式也变得更加精准、个性和智能[94]。用户更加期待在线健康社区能提供集成式的知识服务，帮助用户快速聚焦健康信息服务需求或具体健康问题的知识，发现领域内的新知识，协助用户挖掘知识单元间的关系，生成多维度、多层次、强关联的知识体系，使用户可以更好地利用和创新知识。同时也期望在线健康社区能够运用数据挖掘、画像技术、多模态识别和机器学习等方法面向信息需求、交互行为、兴趣偏好、社区黏性以及用户间直接或间接关系等来个性化定制用户需要的知识，智能化地理解其需求并予以满足，提供高匹配度、智能化的知识服务模式。另外，随着在线健康社区用户知识搜寻与采纳，用户对于医疗健康知识、平台功能及服务的需求也会相应发生变化，新的医疗问题往往会刺激新服务需求的产生。这些持续更新和动态变化的需求与在线健康社区供给不足之间的矛盾推动着在线健康社区不断拓展知识聚合的粒度和维度，拉动在线健康知识聚合服务朝着满足用户健康需求、迎合时代发展需求的方向不断发展。因此，以面向用户需求的理念为指导，建立用户对知识聚合效果优化的反馈机制，设计在线健康社区知识聚合服务体系成为当前亟待解决的问题，驱动着在线健康社区创新知识聚合服务方式和途径，不断拓宽知识聚合研究的深度和广度。

## 二、数据驱动

基于大数据驱动的"数据—智慧"决策范式框架[96]、面向应急决策的立体情报架构等相关理论模型与框架[97]，都抽象表示了数据驱动视角分析的规律、机理、特征和路径，为知识聚合利用等应用实践提供了指导。鉴于此，本书认为在线健康社区数据驱动包括知识源甄选、数据采集、知识抽取与表述、知识聚合与应用等过程，将多源、异构、多类型、动态、碎片化的网络健康大数据中选取重要信息来源、感知和捕获非噪声知识碎片，再从知识碎片中提取知识单元并对其进行评估和关联，构建基础顶层本体，再将从多元异构资源中抽取出来的知识扩充到顶层本体中，从而形成面向用户需求或具体健康问题的可视化全景知识图谱，根据用户需求提供快速、有效的可视化决策。

数据驱动是在线健康社区开展知识聚合服务的关键驱动因素。随着医疗信息化的快速发展、新型医疗健康设备广泛使用和互联网医疗平台迭代更新，海量且类型多样的医疗健康知识内容组织和管理尤为迫切[98]。传统的仅仅采用基于问题或话题等知识组织模式，不强调对知识单元间的细粒度、多维度关联的揭示，容易给用户带来"知其然而不知其所以然"的问题，尽管提供的知识聚合结果能够给用户知识搜寻带来一定帮助，但用户仅知道结果存在关联，而不知道是何种关联。因此，构建数据驱动下的智能化知识服务体系也成为在线健康社区知识服务发展趋势，如跨平台的多源知识聚合服务、随时间演化的动态知识聚合服务、智能化可视化的问答式知识聚合服务。大数据驱动的智慧医疗健康决策正在面临着不断累积的多模态数据和复杂的智慧医疗场景引发的各类问题和挑战[99]。借助计算机科学和管理科学领域的技术方法，加强大语言模型、生成式人工智能、知识表示等前沿技术在知识聚合中的应用，着力解决算法运行效率低和数据清洗困难的问题，提高知识组织和服务的智能化、精准化，驱动着在线健康社区迎合现代信息技术发展的趋势，运用先进技术去改变和优化知识服务模式和水平。在线健康社区应该综合运用先进信息技术手段对社区知识资源进行挖掘及发现，深入开展数据驱动下的知识聚合与服务，实现数据服务到智慧服务的扩展，更加自动化、集成化、可视化、生态化。

## 三、科技进步驱动

在线健康社区知识聚合离不开信息技术的支持，信息技术是提升知识聚合服务效率和拓展知识聚合功能的关键。科技进步带来了信息技术的更新，进而推动了互联网医疗平台利用信息技术完善自身知识聚合服务的进程。在技术层面上，以物联网、大数据、云计算、人工智能为代表的智能技术的快速发展，为知识聚合服务的开展提供了底层的技术支持，从"数据、算力、算法"三个层面，不断地推动知识聚合服务朝着个性化、精准化、智能化方向发展。例如，大数据处理技术让在线健康社区能够及时有效地处理平台内的大规模用户生成内容资源，推动了在线健康社区为学术用户提供大量、高速、多样化内容的知识聚合服务；通过情境感知技术获取社区用户的地理位置、周边环境、用户偏好等因素，为其制定个性化的知识聚合服务并推送，确切地满足社区用户的实际需求，通过引入情境感知技术，在线健康社区可以自适应地感知社区内用户的需求变化，提高在线健康社区知识聚合服务的精确性。另外，信息技术在一定程度上推动了在线健康社区知识聚合服务的行业服务标准，每一个时代都存在着具有代表性的信息技术，这些技术不断被各行业吸收以提升自身的知识聚合水平，逐渐形成了行业内的隐性标准，同时也是用户判断在线健康社区知识聚合优劣的标尺。只有跟紧时代技术发展的步伐，在线健康社区才能在行业竞争中脱颖而出。

## 四、服务主体效益价值驱动

在线健康社区知识聚合在服务过程中需保持成本和效益的动态平衡，成本效益原理是在线健康社区知识服务活动的经济准则，服务效益是驱动服务活动持续发展和创新的核心动力。在线健康社区知识聚合的成本是在知识聚合主体采集、加工、存储健康信息资源时所产生的智力成本、时间成本以及技术成本。在线健康社区的知识聚合服务主体即平台和管理人员，首先需要学习和掌握相应的专业知识，才能对健康知识资源进行有效处理，进而实现在线健康社区的知识聚合服务，其服务过程中学习掌握专业知识所投入的时间精力即为知识聚合服务主体的智力成本。同时在一定程度上产生了知识聚合服务的时间成本，而时间成本还包括聚合需求分析、知识聚合服务设计、知识聚合服务推送、知识资源维护与管理等所耗费的时间。技术成本来源于在线健康社区所使用的健康知识资源管理方法，在碎片化的知识资源分布环境中，健康知识挖掘和聚合的难度增大，需要运用更加先进的技术方法，例如大数据处理、数据可视化、深度学习等，进一步提高了知识聚合服务主体的软硬件技术要求与所投入的技术成本。

当前互联网迅猛发展和大众健康意识和健康管理观念日益增强和进步，在线健康社区为了生存和持续发展，就需要不断的创造价值和经济效益，努力保持自身品牌价值、权威性和影响力。合理的成本投入将带动在线健康社区知识聚合服务主体的收益，在线健康社区需要通过合理规划健康资源分布，优化知识丰富度，营造良好的不断更新和优化知识服务模式，高质量的知识服务水平会增强用户黏性，吸引更多用户参与，提升在线健康社区的品牌价值和影响力。同时，有助于优化服务路径和方式，节约成本，获取最大的收益。因此，在线健康社区服务效益就是驱动其开展知识聚合服务活动持续发展的核心动力。在效益的驱动下，在线健康社区应该树立科学的知识服务理念和意识，借助知识聚合的技术和方法，推动知识服务模式变革和知识服务提升，知识服务开始朝着个性化、智能化、人性化和交互式的智慧服务进一步延伸。

# 第三节　用户视角下的在线健康社区知识聚合 ▶▶

## 一、用户视角下在线健康社区知识聚合特征

用户作为在线健康社区开展知识聚合的重要依据和服务对象，影响知识聚合的研究内容、研究方向和应用效果。用户与聚合对象之间的关联关系也是较为常见的聚合依据之一[100]，用户视角下的资源深度聚合，通过分析用户的行为痕迹、用户特征偏好以及用户间直接或间接关系，实现知识利用者和知识创造者角度的资源聚合，有助于发掘知识资源潜在的关联，从而更好地满足用户的信息需求。用户间关系包括直接关系和间接关系，直接交互关系是指用户之间的评论、关注等关系，间接关系是指用户共同就某一话题发布帖子、共同关注某一主题等。因此，借鉴相关已有成果，结合在线健康社区特点，用户视角下在线健康社区知识聚合以用户需求为基础，考虑用户关系、资源类别、关联类型、聚合方法之间差异，从不同维度聚合分析，综合多维度分析结果，直至满足用户的健康知识服务需求。经总结，可以将其特征归纳为以下几个方面。

**1. 聚合资源的多维化**

由于加入了用户因素，所以聚合资源除了语音、文本、视频和音频等数据外还应包括用户交互关系、群体作用、行为和情境数据、知识标注等要素，通过综合挖掘提高知识聚合的广度。只有将数据的深层次资源尽可能地挖掘出来，并在数据充分利用的基础上考虑知识增值问题[101]，才能为用户提供更加高效及精准的服务，这样才能体现海量数据的真实价值。

**2. 聚合方法的多维化**

元数据、关联数据、社会标签、社会网络分析、知识计量、推荐系统等聚合方法有各自优点和缺点，应该在实践中多尝试知识聚合方法，从而检验不同方法的优势与劣势并选择合适的方法进行组配或优化，可提高知识聚合的深度。例如将分众分类法中的用户、资源、标签三要素与在线健康社区用户、资源、关系三要素结合得到在线健康社区知识组织的新模式，为后续的社区知识组织方法提供新思路。

**3. 聚合所依据知识关联的多维化**

类型多样的知识关联从不同角度表征资源语义关系，例如标签共现关联与领域本体等级关联分别从用户角度与客观角度表征知识关联。融合多种关联构建更全面知识关联网络，可提高知识聚合的语义程度。在此研究基础之上，将用户、文本、词语及其在知识交流中产生的关系抽取为超网络，利用网络表示学习算法等方法挖掘全面视域下关联性知识。

## 二、在线健康社区知识聚合用户需求

借鉴互联网领域"体验为王"的发展战略，在线健康社区服务功能的设计与运营，必须从平台管理视角转向用户体验视角，加强对于用户自身及其服务需求研究，只有这样，才能提供更好的知识聚合。随着在线健康社区用户在平台中逐渐活跃，获取更多新知识，与更多用户交流，其对知识的需求会呈现更加多元的方向发展。健康主题知识聚合开展，要进行充分的用户需求采集与分析，通过健康信息素养、信息需求、交互行为数据等信息，深度挖掘出不同类型、不同层次的用户对于知识的不同需求。综合前期研究结果发现，当前在线健康社区医疗服务内容与人们的知识聚合服务需求上存在不平衡，深入解析用户对知识聚合的需求和期望，可以为构建高质量的在线健康社区知识聚合服务模式提供指导。在线健康社区用户的知识聚合需求，源于用户在特定情境下的健康知识服务需求，特定情境涵盖了诊前、诊中、诊后的全过程场景。

### 1. 诊前场景的知识聚合需求

鉴于目前传统的医疗服务体系不能满足人们诊前的服务需要，而在线健康社区增加了医疗服务的可及性，是解决健康信息鸿沟的关键。这就迫切需要利用知识聚合技术和方法进行在线健康社区知识推理和知识关联，以满足用户线上诊前健康知识服务需求，包括科室推荐、医生推荐和医院推荐等。

### 2. 诊中场景的知识聚合需求

在线健康社区打破时间和空间的限制，面向用户提供线上诊疗服务，以各种融合技术和算法为基础，对知识聚合的结果进行推理、演化，为医生提供临床决策知识，为患者提供在线审方、远程诊疗等线上诊疗服务，扩大医疗服务半径，满足用户便捷医疗服务的需求。

### 3. 诊后场景的知识聚合需求

线下医疗服务体系工作繁重，无法满足用户长期、深层次的健康管理服务需求。在线健康社区以其便捷性的优势提升了现有的健康管理与服务的水平，但随着海量多元异构的健康信息的广泛积累，用户难以捕获价值密度较高的健康知识。因此，如何设计在线健康社区知识聚合服务体系，构建基于知识聚合的知识服务平台，更好地解决用户复杂的健康管理需求是诊后场景知识服务的重点。

以不同场景下的用户知识聚合需求分析结果为基础，深入探究面对复杂多样的在线健康社区信息环境和应用环境，从结构、数据这两个方面分析用户知识聚合需求的本质。①结构需求：在线健康社区的多元异构产生了信息冗余、结构差异性和可读性低的问题，如何从在线健康社区信息结构入手开展知识聚合服务，是降低用户获取健康知识的时间成本、注意力成本和风险成本的本质需求。②数据需求：鉴于多源在线健康社区信息中噪声、数据缺失、语义模糊和信息不一致等因素的影响，由此用户产生了提升数据价值密度的知识聚合需求，通过挖掘多源异构数据中的隐藏关联，以及识别其中的潜在价值，是人们对在线健康社区知识聚合的本质需求。

# 第四节　数据视角下的在线健康社区知识聚合 ▶▶

## 一、数据驱动下的在线健康社区知识资源特征

在线健康社区作为用户分享和获取健康信息的重要途径，深受用户青睐，越来越多的病患选择直接在健康社区平台在线咨询相关症状以达到便捷效果，由此积累了海量与健康密切相关的知识资源。在线健康社区积累的知识资源主要分为身份及偏好类信息、社区用户交互信息、医疗健康信息以及情景感知型信息四种类型。①身份及偏好类信息：该类信息以结构化信息为主，严格遵循数据格式和长度规范，是社区的关键基础数据，包括姓名、性别、年龄、职业、爱好等。数据具有可识别性高、开发成本低、真实性价值性有待考查的特征。②社交用户交互信息：该类信息以非结构化信息为主，用户可以通过浏览、搜索、评论、点赞、收藏、采纳等渠道交流信息，在与其他用户的交互过程中获取有价值的知识，完善自己的认知，创造自己的内容。数据具有表现形式多样、语义内涵丰富、结构信息复杂、模态关系各异等特征。③医疗健康信息：该类信息以半结构化信息为主，是用户参与线下诊疗活动产生的与生命健康和医疗有关的数据，如个人健康档案、用药信息、电子病历等。④情景感知型信息：该类信息以半结构化信息为主，是多源异构数据融合的结果，典型应用如在线社区中的"热门""最新"及"精选"等主题栏目。

由于在线健康社区自由开放的特征，形成了信息组织架构的复杂性，同时又具有社交媒体数据形式的不规范性和多样性，为知识聚合利用带来消极影响。因此，本书根据在线健康社区知识资源的可读性、可用性和可理解性，从结构和内容视角分析在线健康社区的知识资源特征，可以归纳总结为多维差异特征，异构关联特征和潜在价值性特征。

### 1. 在线健康社区知识资源多维差异特征

在线健康社区作为用户基于互联网对健康或医疗相关信息进行知识分享、专家咨询和成员交流等活动的在线场所[103]，鼓励人们与他人分享自己的想法和经验，促进医患之间的互动。平台积累知识资源的复杂性体现在多维差异方面，难以用传统的方法描述和度量。一方面，是在线健康社区知识资源内容的多维。在线健康社区用户有不同的健康需求，每个人都可以在平台上提出自己的思想，发表个人看法，不同用户对同一主题内容的差别化思维为平台提供了丰富化的知识。由此，平台不仅凝聚了医学领域的专家知识，同时也包含患者的自我健康管理经验、社区用户的信息行为等，这些多元化的信息形成了数据的多维特征。另一方面，是在线健康社区知识资源质量的差异。不同健康信息素养、不同教育背景、不同知识水平及

经验的用户以同样身份活跃于在线健康社区中，导致用户生成内容的质量存在极大的差异，活跃的话题中经常存在恶意的误导内容与虚假的广告信息，使平台内用户需要花费大量时间来鉴别有误信息。这些开放式的信息形成了数据的差异特征。

**2. 在线健康社区知识资源异构关联特征**

Web3.0时代，三网融合逐渐推进，信息技术飞速发展，用户生成内容发挥的作用越来越重大，对用户生成内容的研究也涉及方方面面。平台积累信息的多样性体现在异构关联方面，难以用传统的方式理解和表达。一方面，是在线健康社区知识资源内容的异构。由于在线健康社区自由开放的特征，平台并不会对用户描述健康信息的方式、信息架构进行约束，形成在线健康社区信息组织架构的多样性，也带来了信息结构复杂、规范性差，可以抽象表示为异构医疗信息网络。异构医疗信息网络可以容纳不同类型的实体以及实体之间不同类型的关系，通过这些信息网络可以了解复杂的社会现象[104]。另一方面，是在线健康社区知识资源内容的关联。虽然在线健康社区信息呈现规模庞大、低价值密度等特征，但信息中也蕴含潜在着关联性，例如用户的信息获取与搜寻行为、信息与知识共享行为、满意度及持续使用行为的相关关系[105]；在线健康社区医生多模态信息融合与患者决策行为的影响关系[106]；在线咨询评价服务中的健康主题与情感共现共联[107]等。挖掘在线健康社区信息中的潜在关系，可以纵深到多层次的应用场景，进一步推动海量在线健康社区数据中隐性知识的发现。

**3. 在线健康社区知识资源潜在价值性特征**

与在线健康社区快速发展伴随而来的是用户对于自身健康关注的提升以及更多样化的需求，用户对于在线健康社区的内容不再局限于某一种信息行为，可能会因为各种各样的动机或想法而参与在线健康社区中多样化的活动。平台积累信息的潜在价值性体现在用户的隐性需求和资源的隐性知识。一方面，用户的潜在需要往往是用户存在但没有意识到的，或意识到而没有表达出来或不愿意表达的信息需求，但是显性需求往往由隐性需求转化而来。有研究者利用潜在语义索引模型构建用户的信息需求框架，挖掘隐性需求，将隐性需求显性化，提供符合用户期望的优质知识服务，对增强用户黏性、提高用户满意度有积极促进作用。另一方面，在在线健康社区日益成为知识交流重要渠道的背景下，社区中蕴含着大量有潜在价值的文本信息。当前利用文本挖掘方法进行知识聚合的研究很丰富，所涉及的文本类型和操作方法也具有多样性，利用自然语言处理方法对文本进行深层挖掘是主流趋势，可以保障用户在在线健康社区中获得更完善的服务。

## 二、在线健康社区知识聚合利用挑战

在线健康社区知识资源的多维差异特征、异构关联特征和潜在价值性特征为挖掘知识中隐性价值带来了机遇，也为其聚合利用带来了诸多挑战。梳理在线健康社区知识聚合利用的挑战。

**1. 面向多维差异特征的知识聚合利用挑战**

在线健康社区知识资源的多维差异特征为其聚合利用带来了挑战。一方面，可读性降低：知识资源的可读性是影响用户加工利用知识的关键因素。用户对知识资源的加工利用不仅与其健康信息素养、阅读技能有关，还与获得的资源质量有关，当面对组织结构混乱的知识资源时，会加重用户的认知负荷，并产生一系列知识聚合加工处理的问题。另一方面，可处理性降低：知识聚合的过程很大程度上取决于资源的信息质量，当平台长期充斥着低质量的知识内容时，知识资源的降噪、筛选、整合等处理工作都将面临巨大的挑战，导致数据清洗阶段的负担较重，使知识聚合的时间成本、人力成本等都将上升，更是难以开展深入的知识聚合服务。

**2. 面向异构关联特征的知识聚合利用挑战**

Web 3.0 环境为用户参与在线健康社区活动和汇聚群体知识创造了条件。在这一背景下，用户的知识交流与利用形态正处于新的变革之中，知识需求从分散、孤立、简单的显性信息转变为聚合、关联、复杂的知识，即要求围绕特定主题的知识需求获取来源广泛，且有关联利用价值的知识。面对异构特征，需要借助规范化的领域标准并结合领域体，解决异构在线健康社区知识聚合问题；面对关联特征，需要采用特定的策略，综合处理多种粒度知识单元间的关联，如词语粒度、文本粒度和用户粒度，解决将词语粒度深入到语义层面、知识聚合转化为用户聚合的问题，更好地满足用户对知识信息的深层次聚合与关联需求。

**3. 面向潜在价值性特征的知识聚合利用挑战**

在线健康社区积累的海量数据创造无限价值的同时，也迫使知识聚合利用不得不面对数据值密度稀疏的挑战。价值密度低的知识资源直接影响知识聚合过程的效率和聚合结果的准确率。因此，迫切需要建立有效的在线健康社区知识质量筛选评价模式和数据抽取方法，解决在线健康社区知识进行深度聚合的问题。另外，大数据驱动使信息生产、传播和利用环境发生了重大变化，各种形式的数据常以数据流的形式动态快速地产生，具有很强的时效性，而用户想要获得的不仅仅是过去正确的知识，也想要获得实时性的知识聚合结果，这给在线健康社区知识聚合带来了许多挑战，需要区分应用场景，引入情境感知技术与方法，利用用户所处的地理环境、场合、时间、社会关系网络等即时情景信息，深化知识聚合服务。

# 第五节　用户和数据二维视角下的在线健康社区知识聚合服务体系框架　▶▶

## 一、在线健康社区知识聚合服务过程

用户视角的在线健康社区知识聚合，是从在线健康社区知识聚合应用价值维度，揭示聚合结果需要满足用户在何种特定情境下的健康知识服务需求，本质要解决结构层和数据层的聚合。数据驱动视角下的在线健康社区知识聚合揭示了资源特征为在线健康社区知识聚合带来的潜在价值以及诸多挑战。因此，知识聚合既要考虑用户的健康知识服务需求，又要兼顾数据特征带来的聚合挑战。本书以用户健康知识服务需求为出发点和落脚点，通过在线健康社区内部知识流将知识聚合服务主体、知识聚合服务客体、知识聚合服务内容、知识聚合服务环境和知识聚合服务技术等组成要素连接起来，分为用户画像建模、知识采集与预处理、知识挖掘与聚合、知识服务提供和评价与反馈等过程阶段，各个要素之间相互作用和联系，在不用阶段承担着不同的功能角色，如图3.2所示。

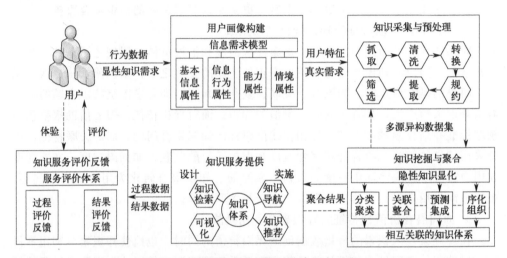

图 3.2  在线健康社区知识聚合服务过程

首先，充分利用用户信息行为数据，构建信息维度完善且合理的用户标签体系，涵盖用户基本信息属性、用户信息行为属性、用户能力属性以及情境属性等，刻画出细致完善的用户全貌。然后，结合显性知识需求，根据用户画像模型挖掘更多的隐性知识需求和用户特征，以此生成用户的真实健康知识需求。接着，依据用户真实需求进行知识的采集与预处理，通过抓取、清洗、转换、规约、特征提起、质量筛选等操作生成与用户需求相关联的多源异构数据集。再然后，依据多源异构数据集去关联隐性知识，生成内容更丰富、质量更高的数据集，再通过聚类、关联、整合、序化、组织，形成多维多层的知识体系。最后，对知识服务进行设计和实施，提供知识服务接口不断与用户交流互动。整个服务知识过程中都伴随着过程评价和结果评价，以便持续优化知识服务体系。另外，从图3.2中可以看出，用户和数据二维视角下的在线健康社区知识聚合服务过程循环不是单一的重复运行，而是主动适应用户知识需求的动态演变，根据用户的画像模型和服务评价反馈及时调整和改进知识聚合服务内容和方式，实现知识资源内容不断更新与迭代。

### 1. 用户画像构建

用户的健康知识服务需求是牵引知识聚合的重要动力，是在线健康社区开展知识服务的出发点。用户画像具有对象聚焦化、需求精准化、特征标签化等优势，在个人信息管理、精准服务、个性化推荐等多个方面都有一定研究成果，在健康医疗领域具有良好的应用前景。因此，本书通过构建在线健康社区用户画像开展用户知识需求分析研究。用户通常通过搜寻、提问、评论、收藏等方式将健康知识服务需求外化，表达显性知识服务需求。但是，参考马斯洛揭示人类需求所具有的层级关系特征，用户在健康信息需求外化过程中，对需求认知的表达会逐渐抽象化、模糊化，隐性需求会逐渐增多。为更好满足用户对健康信息的需求，需要在线健康社区基于用户需求及数据仓库中相关信息，包括用户习惯偏好、历史浏览、行为、情景等信息，挖掘用户的隐性需求，最后，采用构建用户画像方法描述用户特征以及真实需求。另外，知识聚合服务过程中用户知识需求呈现动态变化的规律，也需要在线健康社区不断地分析、挖掘和跟踪用户服务需求动态变化，更新用户画像的标签属性值，包括用户信息行为属性、用户能力属性、情境属性等，为即时调整知识聚合内容和方式做准备，提高知识聚合精准化和智能化。

**2. 知识采集与预处理**

知识资源采集是围绕着用户真实需求（显性需求＋隐性需求）在数据支持层中检索相关数据，生成一个与之相关的、但价值密度较低的多源异构数据集。然后，将采集的数据集进行预处理来提高资源的信息质量，包括清洗、转换、规约和特征提取等步骤，以此消除多源数据异构问题。最后，形成规范化数据格式存储到知识库，实现知识资源的初步聚合完成。知识资源预处理的主要任务是对原始数据进行处理来提高数据质量，提升知识聚合的执行效率和聚合结果的准确性，常用数据预处理技术包括数据清洗（填充、替换、去重、丢弃）、数据转换（分类、排序、降维）、数据归约（标准化、离散化）、特征提取（TF-IDF、卡方检验、递归）等[109]。但是，由于在线健康社区知识采集的范围以社区用户生成内容为主，其中包含大量的虚假、冗余和低可信度的知识资源。所以，需要对采集的知识资源进行评价和筛选，过滤虚假冗余和不相关的知识内容。同时需要注重知识资源的更新，对采集任务定期重复执行，力求掌握最新的数据资源。

**3. 知识挖掘与聚合**

知识挖掘与聚合是在线健康社区知识聚合服务过程的关键阶段。该阶段将前期采集并处理后的数据集借助知识库进行实体关联以挖掘更多的隐性知识，进而对多源异构数据集中具有不同结构特征的数据进行对应抽象层次的聚合，将隐性知识显性化。通过对多源异构数据的关联、整合以及序化，赋予数据价值，形成多维多层且相互关联的知识体系，进而为后续知识聚合推送、知识导航、知识检索、知识融合及知识集成等知识服务提供数据基础。在线健康社区需要借助计算机科学和管理科学领域的技术方法对聚合对象的处理、聚合关系的描述、聚合粒度的抽取等关键问题进行探索，加强文本挖掘、机器学习、关系抽取、知识表示等前沿技术在知识聚合中的应用，提高知识挖掘与聚合组织的效果和质量。

**4. 知识服务提供**

知识服务提供是在线健康社区知识聚合服务过程的核心阶段。该阶段是在线健康社区将根据用户真实需求聚合形成的知识体系通过服务接口的方式不断与用户互动交流的阶段，包括知识服务设计和知识服务实施两个关键环节。在知识服务设计环节，在线健康社区根据用户画像模型并结合具体应用场景来设计知识服务方式，以满足用户的健康信息需求。以知识表达服务设计为例，可以应用信息可视化，经过原始数据—可视化数据—感知认知信息等一系列转换过程提炼聚合结果信息，借助视觉表示方法等手段提高认知效率，如健康主题的词云图、病情确诊的走势图以及病症的知识图谱等。在知识服务实施环节，在线健康社区通过服务接口将聚合形成的知识体系以设计好的服务方式提供给用户，达到用户知识显性化交流与共享的目标。同时，在知识服务实施过程中也要考虑用户画像模型中的情境、时空特征等，使得提供的知识资源内容更加准确和便捷。

**5. 服务评价与反馈**

服务评价与反馈是在线健康社区改进和优化知识聚合质量和效果的关键步骤。该阶段通过构建在线健康社区知识聚合服务的评价体系，从服务过程和调研数据双重视角进行效果评估，并形成有效的反馈闭环，实现知识聚合服务的有效性提升。一方面，在线健康社区对知识服务自身过程开展线上线下的满意度评价，用户通过评论、留言或点赞、转发、分享等线上方式反馈聚合服务效果，也可以通过线下分享交流的等方式反馈服务效果。另一方面，在线健康社区基于实际调研数据，通过多元回归计量方法和问卷调研方法相结合的方式，分析知识服务的影响因素，包括知识服务内容构建，也包括知识服务的推荐，以及知识服务的技术支持和制度设计，量化评估知识服务效果，发现影响知识服务效果的关键因素，并针对数据分析的结果提出相应的对策建议，持续优化知识服务体系。

## 二、在线健康社区知识聚合服务体系框架构建

用户需求和数据驱动二维视角下的在线健康社区知识聚合服务体系框架应从系统学出发，以提供高质量知识服务为目标，按照系统工程的相关原则进行架构。依据上述分析的在线健康社区知识聚合服务的组成要素、动因及流程等，本书初步构建了用户需求和数据驱动二维视角下的在线健康社区知识聚合服务体系框架，如图 3.3 所示。该体系框架包括数据资源层、数据分析层、知识聚合层、服务提供层和知识获取层。

**1. 数据资源层**

该层是构建在线健康社区知识聚合服务体系的基础设施层，主要实现与一切健康有关的知识资源、用户信息和需求等数据采集，为在线健康社区提供了创新知识聚合服务的可能。数据资源层主要包括用户信息库、知识资源库以及知识支持库。用户信息库储存了注册用户的身份及偏好信息，还储存了用户的信息行为数据，如

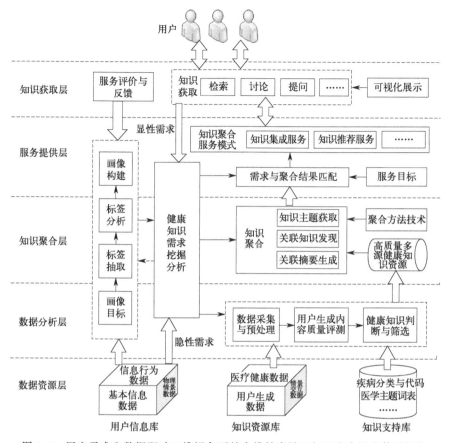

图 3.3　用户需求和数据驱动二维视角下的在线健康社区知识聚合服务体系框架

浏览、检索、关注、收藏、点赞、评论等一系列信息行为产生的历史数据，用户的物理情景数据，如位置、时间、终端类型等。用户信息库为后续用户知识需求挖掘及画像构建提供数据资源保障。知识资源库存储了在线健康社区医患之间、患者之间、第三方机构等主体发布的日志文章、问题和答案、讨论专题等用户生成内容，还储存了医疗健康数据，如健康档案、临床文档、电子病历、用药信息等。知识资源库中的数据都是经过规范化处理，形成规范统一能够用于后续知识评价、挖掘和处理的格式。知识支持库储存了相应的专业领域词典、疾病分类与代码、医学主题词表中译本以及医护专家等信息数据，强化了文本数据处理过程中对专业领域词汇的识别能力。资源采集的各个数据库要紧跟医疗健康领域的前沿最新变化，实时地对资源库内容进行补足，还要根据在线健康社区内用户的需求反馈进行更新，保障数据的时效性和针对性。

**2. 数据分析层**

该层是构建在线健康社区知识聚合服务体系的关键保障层，主要完成数据资源清洗、质量管理、用户知识需求挖掘分析以及用户画像建模等功能。从数据角度，首先，根据用户知识服务需求从数据资源层中的知识资源库里抽取相应数据进行预处理，形成结构化、规范化的文本，完成健康知识内容的统一表现形式，适用于后续知识评价、质量管理、挖掘和处理的格式。常用的数据预处理方法有清洗、转换、规约和提取，如剔除超链接、特殊符号、停用词，替换同义词等。再将预处理后的健康知识资源进行知识质量评测，通过神经网络学习算法、词嵌入表达模型、自动化或半自动化标注实现健康知识资源的筛选工作，选取高质量的知识资源形成多源健康知识资源库，为后续医疗健康知识挖掘和内容聚合提供保障。

另一方面，从用户角度，主要实现用户画像模型构建和用户知识服务需求挖掘两个功能。用户知识服务需求的获取主要通过显式和隐式两种方式，显式需求的获取主要通过用户检索、查询内容的提取，隐性需求的获取主要通过用户画像模型的挖掘。归纳总结在线健康社区用户画像模型的构建。首先，根据用户画像中的标签体系从数据资源层中的用户信息库里抽取相应数据。然后，通过聚类分析、回归分析、因子分析和相关性分析等方法对不同类型的标签属性进行数据分析，其中标签属性包括用户基本信息属性（用户自然属性、用户病情属性）；用户信息行为属性（搜索、分享、提供）；用户能力属性（社交能力、内容生产力）；情境属性（位置、时间、终端、登录状态）。最后，运用合理的用户画像构建方法实现用户标签化画像，将用户实现群体画像和个人画像，描述出各类用户的真实知识需求和特征，形成定性数据便于后续的应用分析。

### 3. 知识聚合层

该层是构建在线健康社区知识聚合服务体系的技术核心层，主要实现面向用户知识需求的知识内容挖掘和关联聚合，需要数据挖掘、机器学习、关系抽取、社会网络等知识挖掘和聚合组织技术和方法的支撑。首先，在融合数据分析层中用户多方位的真实知识需求基础上，输入获得的高质量健康知识资源作为数据支撑，结合知识支持库中专业领域知识，再引入主题概率模型、自动摘要算法、关联知识发现、最大边缘算法等方法作为技术支撑。然后，通过先进的知识挖掘和聚合组织技术对健康知识资源的主体进行获取、融合以及摘要的生成，发现知识单元间的关联关系，实现现有在线健康社区知识资源的有效融合，挖掘在线健康社区知识资源的新知识，为后续知识聚合服务提供技术手段和内容支持。

### 4. 服务提供层

该层是构建在线健康社区知识聚合服务体系的重点关注层，主要实现在线健康社区聚合匹配与提供知识聚合服务。首先，在服务目标引导下，依托用户画像模型，了解用户需求对用户进行分类，实现健康知识需求与聚合后的资源匹配，筛选和组织符合用户需求的知识资源。然后，基于用户服务需求，匹配和选择知识服务方式和服务平台系统，设计满足功能和作用的知识服务体系。基于不同的知识聚合方法和聚合成果，本书设计在线健康社区为用户提供知识集成服务和知识推荐服务。①知识集成服务。该服务是在线健康社区面向用户健康需求进行知识资源内容总结和概括，形成对知识资源内容摘要和总结，利用生成的摘要开展知识服务的一种形式。知识集成服务能够为用户聚焦相关健康主题的中心与热点，将知识库的知识内容进行语义的总结与概括，将聚合后的知识资源以知识图谱等方式展现，方便用户进行知识获取和全面了解知识内容，减少用户知识搜寻和获取的成本。②知识推荐服务。该服务是在线健康社区通过挖掘和发现知识资源之间的关联关系，依据关联关系进行相似知识推荐和关联知识主题推荐服务。知识推荐服务还能通过收集用户的多方位多层次知识需求反馈，实现知识资源标签与用户画像标签的精准匹配，针对用户的健康需求提供基于知识标签的个性化知识推荐服务，解决在线健康社区知识过载和迷航问题，提高知识利用效率。

**5. 知识获取层**

该层是构建在线健康社区知识聚合服务体系的应用实践层，衔接数据层、分析层、聚合层与服务层，形成由数据发现到知识利用的闭环反馈系统，主要实现在线健康社区与用户之间的服务交互，提供知识服务界面、评价和反馈接口。用户可以根据自身健康信息服务需求或具体的健康问题进行提问、讨论、检索等活动，还能将自身对于在线健康社区提供的知识聚合服务效果进行评价和反馈。同时，可视化技术为用户知识获取带来了便利，将聚合内容在平台进行可视化展示，方便用户快速接受，提高知识服务能力。简单易用的服务界面设计让用户快速适应平台服务界面相关操作，符合用户使用偏好，快速融入到在线健康社区的健康主题讨论氛围中，通过合理引导，使新用户更容易上手相关操作。

第四章

# 在线健康社区用户画像
# 构建及需求分析

　　伴随着"互联网＋"战略在医疗领域的深入贯彻和实施，在线健康社区亟需从传统的知识交流和服务模式向精准化、智能化的创新型知识服务模式转型。用户画像作为实现精准信息服务的一种工具，它可以使在线健康社区更好地理解用户需求，为知识聚合服务提供更好的支撑。因此，本章拟针对在线健康社区用户画像构建及知识需求方面开展研究，在充分理解在线健康社区用户画像内涵的基础上，提出面向在线健康社区的用户画像构建方法和模型，重点分析其知识需求类型、知识需求特征以及知识需求动态演化过程，最后从画像层面建立用户知识需求模型，为后续对用户的需求知识聚合奠定基础。

## 第一节　在线健康社区用户画像概述　▶▶

　　用户画像是使大数据时代对网络主体活动轨迹、情绪表达以及行为方式等标签化、具体化的一种形象化的描述方式和技术。作为一种可以高效利用大数据的工具，国内外用户画像的研究成果涉及电子商务、图书情报、旅游业和精准营销等领域，且其在医疗健康领域逐渐兴起，特别在老年人健康管理、慢性病健康管理、心理健康管理、社区健康管理和公共卫生事件管理以及医疗管理中应用效果明显，应用价值日益凸显[127]。用户画像为在线健康社区用户知识需求分析提供强有力的支持，能够助力在线健康社区知识服务取得突破性进展。在线健康社区通过构建不同类型的用户画像，能够快速识别并深入了解用户的健康信息需求，提供个性化的健康知识服务，提高用户健康管理能力。

## 一、在线健康社区用户画像内涵

用户画像，又称用户角色，目前并未形成统一的概念。其最早由 A. Cooper 提出，英文概念为"User Persona"，指"基于用户真实数据的虚拟代表"[128]，是目标用户的用户原型，而非真实存在的用户。后来，随着 Web 2.0 和大数据时代的到来，以数据为驱动用户画像的内涵和外延也发生了变化。国外学者根据互联网积累的用户数据提炼生成用户标签，并将用户画像的概念定义为"User Profile"，指真实用户的虚拟抽象表示，能够准确描述真实用户属性，是大数据背景下对于用户特征和偏好的结构化表示[129]。国内学者对关于用户画像的理论研究中将用户画像视作同一概念，但从不同的研究视角对其内涵进行了解释和补充。刘海欧等人认为用户画像是一种通过提取数据化标签对用户行为特征进行刻画和分析的工具[130]；余孟杰认为用户画像等同于受众定向，可以用来描述用户群体分布、价值和需求等，进行精准化营销[131]；肖君等人认为用户画像可以基于大数据规模存储和机器学习算法定期对数据进行挖掘构建用户，提高用户标签的使用和查询服务[132]；王帅等人认为用户画像建立的多维度特征标签体系，能够对用户情感表达特征进行较完整的表示[133]。用户画像的创建流程一般包括用户数据获取、用户数据预处理、用户数据挖掘、用户属性标注以及用户数据呈现五个阶段。构建用户多维标签体系时，常用的理论框架有压力源—应变—后果（SSO）理论、动机信息管理理论以及信息生态理论。用户画像生成过程中主要涉及特征挖掘与计算、画像性能指标评估和画像衍生性应用。当然，不同领域对用户画像的描述也不尽相同。如在在线教育领域，用户画像被描述为学习者画像；在搜索引擎领域，用户画像被描述为用户兴趣表示；在医疗健康领域，用户画像被描述为健康画像；在电子商务领域，用户画像被描述为消费画像；在突发事件领域，用户画像被描述成大事件画像；在金融领域，用户画像被描述为信用画像。无论何种领域，从目的和意义上看，有明显的相同之处，都是通过多维全面地描述特征，使服务更加精准和个性化。然而，不同领域用户画像的差异在于融合领域知识的用户属性分析，需要理论分析出该领域用于画像的用户属性[134]。综上所述，用户画像可以从以下三个方面进行理解：用户画像是从具有显著特征的用户群体中抽取出具有相似属性特征的典型用户；用户画像形成的是描述用户角色属性及行为的标签集合；用户画像内容的准确性能够通过信息数据建模的形式加以证明。

随着智慧医疗的发展，大智物移云技术与传统医疗的不断融合，使得用户画像在医疗卫生健康领域得到广泛应用，主要集中在如何高效处理海量医疗用户数据。在此基础上形成的用户画像，既有利于患者就医、自我健康管理指导，也有利于大众分类管理、疾病预警与筛查，还有利于开展精准医疗和健康信息服务。因此，用户画像在医疗卫生健康领域的应用前景非常广阔。例如，在老年人健康管理领域，通过画像技术分析不同种类老年人的生理、心理需求特点，实现从老年人的"统一健康管理"转变为"分类施策的健康管理"[135]。在心理健康领域，通过画像技术，针对不同类型的心理健康问题创设用户角色和场景，从而制定有针对性的心理干预手段[136]。在公共卫生事件管理领域，通过构建事件大数据画像，建立公共卫生事件管理数据驾驶舱，提高政府对突发公共卫生事件的管理能力和医务人员的应对能力[137]。此外，在社区健康管理领域，用户画像于 2003 年被引入应用[138]，主要针对社区人群的分类健康进行管理，从而提高社区人群健康管理的依从性，为社区健康管理提供个性化的健康支持[139]。同时，伴随着在线健康社区的蓬勃发展，用户画像技术也被应用于在线健康社区的健康画像模型构建，以满足用户在不同场景下的健康知识服务、心理情感支持、自我健康管理等需求，从而优化在线健康社区知识服务水平，增强用户黏性，提升用户体验度[140]。

在线健康社区借助用户画像进行用户的知识需求分析、情感特征分析、主题特征分析以及信息行为特征分析具有一定的可行性和先进性。一方面，在线健康社区用户画像可以在一定程度上反映出用户健康知识需求、确定用户情感表达类型、揭示用户潜在兴趣以及体现用户的活跃度和影响力，并为其提供客观有效的理论依据。其他领域的用户画像应用实践同时为在线健康社区知识聚合服务提供了理论支撑和参考。在线健康社区充分发挥用户画像技术优势，可以利用画像拓展、画像聚类、画像追踪帮助其更好地关切熟悉受众群体，使得知识聚合更加具有针对性和目标性，构建基于用户画像和资源画像联动的精准知识服务体系，从而有效提升在线健康社区知识资源服务效能。另一方面，用户画像的基础理论和技术方法在医疗卫生健康领域已开展了多年的应用研究，具有扎实的理论基础和方法工具。随着大数据、人工智能等现代信息技术的快速发展和普及，用户画像技术将越来越成熟，与基于统计分析的用户分析方法相比，用户画像在技术方法上具有更高的先进性和科学性。另外，在线健康社区自身创建的用户信息库、知识资源库以及知识支持库等数据资源，为在线健康社区用户画像构建提供了数据资源保障。

综上所述，本书中在线健康社区用户画像的构建，是在充分保护用户数据安全基础上，通过获取用户的个人基本信息、用户生成内容数据、用户信息行为数据、服务评价反馈信息、相似用户需求趋向相关的信息，利用模型化表示，进而预测用户的知识偏好和需求，识别用户的情感表达特征，最后依托画像追踪技术进一步构建循环式的画像迭代与精准知识服务实现机制，帮助用户实现健康信息需求和健康信息供给的精准匹配。

## 二、在线健康社区用户画像面临挑战

在线健康社区依赖于互联网生态，作为生态圈中的重要资源，用户的行为特征与需求意愿决定了在线健康社区的发展方向。然而现实中用户画像在在线健康社区中的应用并非一帆风顺，面临的主要挑战如下。

**1. 患者隐私安全保护**

数据在传输和保管的过程中可能会面临信息泄露危险，还可能遭受网络攻击等外部威胁，危害用户正常生活和财产安全[212]。因此，如何有效保护用户的数据与信息安全非常重要。在技术层面，可采用数据脱敏、区块链技术、隐匿性标签等加强技术嵌入，保证数据安全；在国家层面，应出台专门的隐私法案，加快信息保护立法；在管理层面，应加强授权管理，建立危机预警机制，采取针对性的应急方案，形成用户画像的动态监控体系[213]。

**2. 用户画像模型评价**

用户画像模型构建的准确性在一定程度上可决定推荐信息的准确性，继而影响健康平台用户的黏性。但目前在用户画像模型构建的过程中，标签生成过程仍然受到主观经验的影响[214]。故未来构建用户画像模型时，应采用德尔菲专家咨询法多维评价模型的可行性与实用性，并结合实证研究验证模型的准确性，从而构建符合用户需求的精准画像。

**3. 用户画像的动态维护**

构建患者画像标签是一个开放的、不断迭代的过程，会随着业务数据更新、新数据的加入、特征化算法的添加、系统反馈、新业务需求等不断更新患者画像标签数据，从而实现对标签的动态管理[215]。因此，未来应动态追踪用户数据、及时更新用户标签，通过收集用户反馈综合判断画像效果，并以此为依据更新与完善用户画像；应注重用户画像的动态维护与迭代发展，通过建立用户画像的相关数据库等方式将其纳入日常管理工作中。

## 三、在线健康社区用户画像构建原则

在线健康社区用户画像的核心价值在于实现知识内容和知识需求的精准对接，为充分洞察用户深层次的知识需求，实现高质量的健康知识聚合服务，有必要从画像构建原则方面厘清实现在线健康社区知识聚合精准服务的实施策略。

**1. 在用户画像创建中融入知识推荐场景要素**

画像创建过程中要对画像标签与其适应的场景进行关联，从而识别不同知识推荐场景下的要素标签，以便在社区的不同知识推荐场景中提供个性化的知识内容与用户需求匹配。如在线健康社区可将知识推荐场景划分为社区首页、个人主页、信息详情页和用户发帖页四种类型，然后在充分考量在线健康社区自身特殊性的基础上明确场景要素，实现用户知识需求类别标签与具体应用场景的融合，进而丰富用户的健康知识管理体系，对于精准知识服务更具有可操作性。所以，在线健康社区用户画像的构建过程中要融入知识推荐场景要素，通过场景与画像要素的交叉组合来提升知识服务，为用户推荐符合其真实需求的健康类知识资源。

**2. 实现用户画像的时效性与资源画像对接**

在线健康社区用户画像是动态变化的，用户的健康需求、情感特征、知识渠道偏好等数据并不是一成不变的，尤其随着移动互联网的发展，动态标签信息变异程度随之增大。因此，构建的在线健康社区用户画像模型也应该随着数据变化而动态更新，更加注重用户画像的时效性。同时，为保障后续知识聚合服务的准确性和有效性，需要不断挖掘用户潜在知识需求，在资源画像库中寻求最优解。如在线健康社区可以建立用户需求动态响应机制，持续跟踪用户关注点的变化，服务于资源与用户画像更新，分类提供健康知识相应方案，支持动态知识聚合服务体系的有效运转。因此，在线健康社区需要实现用户画像的时效性与资源画像对接，通过动态捕捉、柔性化匹配，构建用户画像动态更新的精准知识服务机制。

**3. 建立用户画像的服务反馈与评估优化**

在实现在线健康社区知识聚合服务过程中，完善社区服务反馈与用户画像优化机制对于提升知识服务效果、优化用户体验具有积极意义。因此，在线健康社区用户画像创建过程中应充分考虑服务反馈—画像修正的循环式画像迭代机制。用户通过评价反馈渠道，对画像的准确度、需求与资源的匹配度进行量化评估，然后，评估反馈结果反作用于用户画像与资源画像创建流程，并对其进一步修正、细化，从而为用户提供匹配度更高的健康知识服务。随着新知识服务的发生，服务反馈与优化机制推进了用户画像迭代循环，使精准知识服务得到不断优化。因此，在线健康社区需要建立用户画像的服务反馈与评估优化机制，达成全过程知识服务的优化。

**4. 建立用户画像的隐私保护机制，维护用户权益**

用户隐私保护是在线健康社区用户画像构建和应用中最为主要的问题。由于在线健康社区用户画像的创建是建立在采集用户大量行为数据基础上，为提高数据采集的准确性，不可避免地收集了用户个人基本信息，这使得用户信息存在较大的暴露风险。因此，我们需要建立完善的用户隐私保护机制，合理引导用户进行隐私信息披露。在技术层面上，通过区块链技术、隐秘性标签等算法工具对用户敏感信息和隐私数据进行脱敏或加密或销毁处理，保障用户对自身数据的控制权；其次，在数据采集过程中应以用户知识需求为主，对一些无关涉私的数据应准确屏蔽。在相关条例和法规上，完善在线健康社区对用户数据隐私保护条例，具体规定保护的力度和范围；秉承用户至上原则，强化用户数据授权管理，不能在用户不知情的情况下擅自收集信息并加以利用，保障在线健康社区知识服务的合理性和合法性。因此，在线健康社区需要建立完善的用户画像隐私保护机制，在保障用户隐私的前提下，实现用户画像的精准性和可行性。

# 第二节　在线健康社区用户画像构建 ▶▶

用户画像是从海量数据中所提取出来的用户特征的形象集合[141]。本书以现有的相关研究为理论基础，结合在线健康社区的数据特征和用户特点提出在线健康社区用户画像构建的整体研究思路。

## 一、在线健康社区用户画像构建过程

本研究着力于平衡需求端与供给端，将用户画像和知识聚合结果同时纳入考量，提出在线健康社区用户画像创建流程框架，如图 4.1 所示。本框架按知识服务质量螺旋上升，并贯穿知识聚合服务的"前提""过程"和"结果"三个阶段，每个阶段都以目标为导向，通过明确画像构建目标、采集知识交互过程大数据、设计标签体系和输出画像服务四个层次来构建用户画像，精准分析用户的健康知识需求、情感表达特征和健康主题特征，最终在知识聚合结果的应用与评估中确定目标是否达到，如没有则进入下一轮画像分析应用，由此形成闭环。

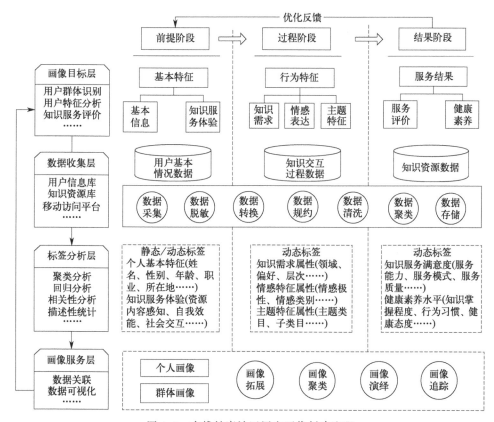

图 4.1　在线健康社区用户画像创建流程

### 1. 画像目标层

画像目标层是整个框架的核心。本书基于循环式的画像迭代与精准知识服务实现的视角构建在线健康社区用户画像目标，最终在知识聚合结果应用和评估中确定目标是否达成。用户画像围绕用户数据分析展开，可以为知识聚合服务、效果评估等提供支持。因此，其目标可聚焦用户群体识别、知识需求分析、情感特征表达等方面，并将它们分成前提目标，过程目标和结果目标。"前提"处在知识聚合服务的前端，前提变量包括用户的姓名、年龄、职业、患病类型、症状、主题类目、所处的位置等，因此本阶段的画像目标重点识别用户的自然属性、病情属性、情境属性。"过程"是知识聚合服务的核心，会受到前提变量的影响，并会影响结果变量。因此，本阶段重点识别用户的知识需求属性，包括需求领域、需求偏好和需求层次等，着重关注用户的情感和信息行为。"结果"虽处在知识聚合服务的末端，但并非简单的终结性评价，它是新的知识聚合服务循环的开始，重点识别用户的表现和收获，包括聚合结果评知识服务反馈等。

**2. 数据收集与预处理层**

数据收集与预处理层是整个框架的基础，在数据收集过程中应强化用户数据授权管理，然后针对不同知识聚合服务阶段和画像目标通过用户信息库、知识资源库和移动访问平台等收集大数据。其中，用户的基本属性来源于在线健康社区系统获取注册用户的姓名、年龄、职业等身份属性数据，服务反馈来源于平台的问卷调查数据，知识需求属性、情感属性、信息行为属性来源于用户登录、浏览、评价、转发、关注、主题发布、检索等知识交互行为的全流量数据采集。将采集到的数据分类存储于数据库，生成标准的用户数据库文件。最后，经过数据预处理将非结构化和半结构化数据按照不同维度转化为可以识别的结构化数据，例如用户自然属性维度、病情属性维度、知识需求维度、情感特征维度、信息行为特征维度等。其次，再经过数据规约和清洗确保数据挖掘结果的准确性，帮助用户画像精准构建无限逼近用户真实状况，包括删除冗余数据、补全缺失数据、更正异常数据、过滤噪声数据、处理敏感数据等[142]。

**3. 标签分析层**

标签分析层是整个框架的关键，至关重要，分为用户数据挖掘和用户属性标注两个阶段。其中，用户数据挖掘是用户属性标注的前提。用户数据挖掘是从之前预处理完成的用户数据库中获取到分类数据集合，通过聚类分析、回归分析、倾向测度、LDA 模型、因子分析和相关性分析等方法对不同知识聚合服务阶段的用户标签属性进行数据挖掘，进而提炼出用户知识需求特征、情感表达特征、信息行为特征的语言表达。在挖掘过程中，应当根据实际需求，通过模糊综合评价法来衡量不同数据的影响程度，对不同数据赋予不同的权值，同时应注意对数据挖掘的精度设限，以避免对用户信息的过度挖掘，造成不利影响。接下来，是用户属性的标注，对用户数据挖掘粗略提取的结果进一步细化，在此基础上，根据不同知识聚合服务阶段利用机器学习对用户属性标签进行辨别归类，并采用隐匿化处理，用户拥有标签开放方式的自主决定权。"前提"阶段展示的是静态标签和动态标签，包括用户基本信息，如姓名、性别、职业、年龄，所在地等；知识服务体验，如资源内容感知、自我效能、社会交互等。"过程"阶段展示的是动态标签，包括用户的需求标签、情感标签、主题标签以及信息行为标签，支持动态呈现用户的知识需求属性（如需求领域、需求偏好、需求层次等）、情感特征属性（如情感极性、情感类别细分等）、主题特征属性（如主题类目、子类目及特征词等）、信息行为特征属性（如用户产生内容总量、用户影响力、用户活跃度)。"结果"阶段展示的是动态标签，对健康知识的聚合结果展开评价，如知识服务满意度（服务能力、服务模式、服务质量等）、健康信息素养水平（知识掌握程度、行为习惯、健康态度等）。随着新健康知识服务的发生，与下一轮的"前提"阶段进行对比分析，推进用户画像迭代循环，使精准服务得到不断优化。

**4. 画像服务层**

画像服务层是整个框架的重点。通过数据关联、同步处理和数据可视化等方法将用户画像的关键标签属性以矩阵图、雷达图、词云图等图示的方式对抽象的内部结构加以处理并进行形象化的展示，最终创建出在线健康社区用户画像，形成用户画像数据库，将结果应用到知识聚合服务的相关阶段。其中画像类型包括两种，一种是基于个性化标签汇总形成的个体用户画像；另一种是通过聚类算法形成的具有相同知识主题关联或具有相同知识需求关联亦或具有相同情感特征关联的群体用户画像。在线健康社区知识聚合服务中的画像应用包括画像拓展、画像聚类、画像演绎和画像追踪四个方面。画像拓展能对接用户多粒度知识需求，扩充在线健康社区精准知识服务资源容载。画像聚类能聚类特征相重叠的用户，畅通用户知识交流与分享的通道。画像演绎能理解生成知识呈现形式，精准对接用户的不同知识需求。画像追踪能灵敏感知用户知识需求变化，情绪表达变化，实现健康知识服务由被动到主动的转变。

## 二、在线健康社区用户画像标签加工方法

依据前文设计的在线健康社区用户画像构建过程分析，用户画像概念模型的核心内容是画像特征指标体系构建。在已有研究中，用户画像特征指标被总结为用户基本信息、情感、心理、行为、社交、消费能力和偏好特征等 7 类。本研究选取国内有代表性的在线健康社区进行特征提取，最终形成用户基本信息、情感、主题和信息行为 4 个关键特征指标。过滤无意义或与本研究不相关的二级指标，最终得到的用户画像特征指标体系如表 4.1 所示。

**表 4.1　用户画像特征指标体系**

| 一级指标 | 二级指标 |
| --- | --- |
| 基本信息特征 | 用户年龄 |
| | 用户性别 |
| 情感特征 | 情感极性 |
| | 情感类别细分及特征词 |
| 主题特征 | 主题类目 |
| | 主题子类目及特征词 |
| 信息行为特征 | 用户生成内容总量 |
| | 用户活跃度 |

从表 4.1 中可知，包含 4 个一级指标和 8 个二级指标。利用用户画像特征指标建立画像标签，其中，基本信息特征用于对年龄、性别等属性的描述，相关标签能够不经加工直接生成。情感特征反映用户的真实情感，表征其情感需求，需对用户生成的文本进行情感分析才能确定标签属性。主题特征体现用户的关注主题、揭示用户潜在兴趣，同样需要对文本进行加工才能得到标签属性。信息行为特征是用户在在线健康社区创造内容积极性、活跃度的集中体现，标签属性也需加工确定。

**1. 情感特征标签加工**

情感特征标签是对用户画像情感角色进行划分的主要依据，主要包括两方面内容：第一是用户情感极性标签，它主要用来反映文本情感倾向，判断用户正负向情感；第二是用户情感类别标签，它用来呈现用户情绪，反映用户心理状态。

① 情感极性标签。采用基于情感倾向的点间互信息算法实现情感极性测度。某词语的点间互信息熵 $SOPMI(\partial_1)$ 算法如式（4.1）。

$$SOPMI(\partial_1) = \sum_{Pword \in Pwords} PMI(\partial_1, Pword) - \sum_{Nword \in Nwords} PMI(\partial_1, Nword)$$

(4.1)

式中，$Pwords$ 和 $Nwords$ 分别代表情感本体库中的褒义词和贬义词，$SOPMI(\partial_1)$ 表示词语 $\partial_1$ 跟 $Pwords$ 点间互信息减去 $\partial_1$ 跟 $Nwords$ 点间互信息的差值，当 $SOPMI(\partial_1) > 0$，代表积极倾向；$SOPMI(\partial_1) < 0$，代表消极倾向。遍历用户生成内容文本，根据最终累积得分即可识别整体的情感倾向。

② 情感类别细分及特征词标签。采用情感本体、词向量模型 Word2Vec 和前文介绍的双向长短记忆神经网络模型（BiLSTM）实现用户情感类型的细分，最大程度保证情感类别细分的准确性和有效性。为保证标签合理性，将准确率（Precision）和召回率（Recall）作为评价指标，将综合度量指标 $F$ 值作为准确率和召回率的调和平均数判断标签合理性。$Precision$、$Recall$ 和 $F$ 值计算如式（4.2）、式（4.3）和式（4.4）所示：

$$Precision = \frac{判断正确的情感词数}{判断为该类别的情感词数}$$

(4.2)

$$Recall = \frac{情感类别判断正确的情感词数}{被标记为该类别的情感词数}$$

(4.3)

$$F = \frac{2Precision \times Recall}{Precision + Recall}$$

(4.4)

经检验，当 $F$ 值在 0.75 以上时，表明情感类别细分标签合理。对用户情感类别细分后，从不同情感类别下抽取两个最显著的情感词作为画像标签，从而更直接地反映用户情感特征并提升画像粒度。

**2. 主题特征标签加工**

主题特征标签是对用户关注主题的划分，是挖掘用户潜在需求的主要依据。主要包括两方面内容：第一是主题类目标签，主要用来反映用户关注的主题大类；第二是主题子类目及特征词标签，用来呈现主题分类体系。

主题类目标签提取的计算方法如式(4.5)：

$$P_j(w_i, d_s) = P(w_i|t_j)p(t_j|d_s) \tag{4.5}$$

式(4.5)表示以社区用户主题词为中间层，将两个向量 $(\theta_d, \varphi_t)$，通过概率方法迭代到 LDA 主题模型[147] 对应结果，从而确定主题分布。

主题子类目及特征词标签的提取方法是利用 LDAvis 工具包[148] 按关联度降序为每个主题选取 5 个特征词作为标签；利用剩余词组成子类目，同样为其赋予特征词，得到主题分类体系，从而揭示社区主题分布规律。

**3. 信息行为特征标签加工**

信息行为特征标签是对用户在在线健康社区创造内容积极性和活跃度进行划分的主要依据。第一是用户生成内容生成总量标签，第二是用户活跃度标签。

用户生成内容生成总量标签提取的计算方法如式(4.6)：

$$S_t = G_t + H_t \tag{4.6}$$

式中，$S_t$ 代表在单位时间 $t$ 内，在线健康社区用户的内容生成总量；$G_t$ 和 $H_t$ 分布代表在单位时间 $t$ 内该用户参与的主题帖发布、评论和回复数等。

用户活跃度标签提取是利用社会网络分析（Social Network Analysis，SNA）方法中的出度指标作为标签评估用户的活跃程度，以此明确用户对外信息交互的强度。

## 三、实证研究——以糖尿病论坛"甜蜜家园"为例

本书选取糖尿病论坛"甜蜜家园"作为在线健康社区用户画像构建的数据来源，使用 Python 爬取其"糖尿病论坛"相关数据（爬取时间为 2023 年 5 月 25 日），总样本为 2022 年 5 月至 2023 年 5 月有回复的主题帖，涉及用户 7104 人，总计发帖量 13112 条。获取的用户属性仅包含年龄、性别、关注主题、发表主题帖及评论帖、回复、转发和关注数。然后，使用 PkuSeg 包[143] 对采集到的用户生成内容文本进行分句分词；将标点和表情对应的含义建立词典加入情感词表，再根据伪健康信息特征列表[144] 剔除无意义的标点符号和停用词，如数值、字符和人称代词等。接下来，依据前文介绍的用户画像标签加工方法，将经过预处理后的数据应用于用户画像的情感特征、主题特征以及行为特征标签的生成，从而建立用户画像特征标签体系。标签生成的具体过程如下。

**1. 情感特征标签生成**

用户画像情感特征标签分为情感倾向标签和情感类别标签。其中，情感倾向标签分为积极和消极。情感倾向标签的实现路径：首先，根据情感本体库[145] 标记分句中的情感词并按相应权重赋分，然后，搜寻是否有修饰的否定词并进行权重赋分，接着，计算各分句的情感得分，最后，通过遍历用户生成内容文本计算最终累计得分进而识别用户的情感倾向。当最终累计得分大于 0 时，用户情感倾向标签生

成为积极；当最终累计得分小于 0 时，用户情感倾向标签生成为消极。

情感类别细分的实现路径：首先，抽取一定数量语料利用 Word2Vec 模型训练情感词典，在此基础上增加人工标注情感词的词典和大连理工大学情感本体词典，从而构成本研究的情感词典，然后，将在线健康社区用户生成内容文本输入到双向长短记忆神经网络模型（BiLSTM）[146]，设置好输入层、隐藏层和输出层，之后进行参数调优，将模型隐藏节点设置为 100，词向量维度设置为 100，优化算法为 Adam，学习率为 0.001，经双向遍历后即可输出细分化的用户情感类别。最后，采用准确率、召回率和 F 值对实验结果进行验证，得到的实例数据 F 值均在 0.75以上，表明情感类别细分标签合理。情感类别标签包括"乐""好""怒""哀""惧""恶"和"惊" 7 种情感大类；情感特征词标签包括"心慌""害怕""烦躁""恼火""希望""期待""踏实""宽心""绝望"和"无语"等，最终用户画像标签仅展示最显著的两个情感类别和情感特征词。

**2. 主题特征标签生成**

主题特征标签分为主题类目标签和特征词标签。其中，主题类目标签的提取利用最具代表性的 LDA 主题模型，采用吉布斯采样方法实现 LDA 模型超参数估计。主题类目标签的实现路径：首先，计算主题数量的困惑度，将主题数 K 的最大值设置为 10，超参数 $\alpha$、$\varepsilon$ 均设置为自动从语料库学习先验知识，minimum_probability 设置为 0.001，主题词数量设置为 10。然后，通过多次实验，发现当迭代次数为 100时，聚类效果最佳。发现用户主题多集中在疾病症状、检测措施、治疗措施和负面影响等方面。结合社区内容，不断调整、剔除无关主题类目后，将主题划分为糖尿病、症状、检测措施、治疗措施和负面影响 5 个类别。

主题子类目及特征词标签的提取运用 LDAvis 工具包[148] 按关联度降序为每个主题选取 5 个特征词，然后将剩余词组成子类目，同样为其赋予特征词，从而得到在线健康社区用户生成内容的主题分类体系。主题类目"糖尿病"包含糖尿病定义、病史和并发症 3 个主题子类目，涵盖血管、血糖水平、肾病、红细胞等特征词；主题类目"症状"包含早期症状、高血糖和严重高血糖 3 个主题子类目，涵盖视力改变、血糖高、多饮、皮肤感染等特征词；主题类目"检测措施"包括血糖仪和空腹化验 2 个主题子类目，涵盖采血、血糖高、光电、血脂等关键词；主题类目"治疗措施"包括药物治疗、手术治疗和保健康复 3 个主题子类目，涵盖二甲双胍、内部感染、运动控制、胃转流术等特征词；主题类目"负面影响"包括视力障碍和生活不便 2 个主题子类目，涵盖青光眼、避免肥胖、白内障、低油低脂等关键词。

**3. 信息行为标签生成**

信息行为标签分为用户内容生成总量标签和用户活跃度标签。其中，用户内容生成总量标签的提取方法为单位时间内用户参与的主题贴发布、评论和回复数，最终标签以数值形式展示。

用户活跃度标签的提取运用社会网络分析方法中的出度指标，同时，为直观表示用户活跃度的强烈程度,将其分成5个层级,形成最终标签。活跃度标签包括不活跃、低活跃、一般用户、中度活跃和高度活跃,如表4.2所示。

表4.2 活跃度层级表

| 项目 | 层级1 | 层级2 | 层级3 | 层级4 | 层级5 |
|------|-------|-------|-------|-------|-------|
| 活跃度 | 不活跃 | 低活跃 | 一般用户 | 中度活跃 | 高度活跃 |
| 出度取值 | 0%~20% | 21%~40% | 41%~60% | 61%~80% | 81%~100% |
| | 弱→强 | | | | |

至此,用户画像标签特征体系构建完成,最后,需要利用标签聚类实现用户画像并得到最终的用户情感角色。对于用户画像的实现来说,聚类相对于其他技术,拥有无须训练集、可改进和处理速度快的技术优势,因此被广泛采用。面对用户画像标签复杂、数据噪点多的情况,基于密度的空间聚类算法(DBSCAN聚类算法)通常会取得更好效果。基于此,采用DBSCAN聚类实现用户画像标签聚类。关键流程如下:输入包含所有在线健康社区用户数据的数据集,将其作为初始化核心对象集合 $H$,将每一条用户数据视为一个样本点。通过曼哈顿距离作为样本点的距离度量方式,找到样本数据的邻域子样本集 $Q_i(i=1,2,\cdots,n)$。遍历所有核心对象后,更新核心对象集合和未访问样本集合,最终输出簇划分集合 $Y$,作为标签聚类结果得到用户画像。

DBSCAN聚类有两个重要的参数分别为领域半径Eps和核心对象阈值MinPts,这两个值的组合对最终的聚类效果有很大的影响。本研究首先根据先验经验去设置参数的值,确定参数的大致范围,然后根据性能度量去选择最优参数。最终选择的参数:Eps=0.12,minPts=4。经过兰德系数(RI=0.82)检验,说明聚类效果良好。按照聚类结果所呈现的情感特点对用户情感角色进行划分,最终得到焦虑型、祈祷型、乐观型和悲哀型这四种情感类型的用户画像。各类群特点如表4.3所示。

表4.3 各类用户群体画像特点

| 类群名称 | 基本信息 | | 情感特征 | | | 主题特征 | | | 信息行为特征 | |
|------|------|------|------|------|------|------|------|------|------|------|
| | 年龄 | 性别 | 极性 | 类别 | 特征词 | 主题类目 | 子类目 | 特征词 | 活跃度 | 生成内容 |
| 焦虑型 | 46~55 | 男 | 负向 | 惊、惧 | 心慌、害怕 | 治疗措施 | 药物治疗 | 胰岛素 | 高度活跃 | 高 |
| 祈祷型 | 33~45 | 女 | 正向 | 乐、好 | 希望、期待 | 糖尿病 | 病定义 | 三多一少 | 低活跃 | 中 |
| 乐观型 | 33~45 | 女 | 正向 | 乐、好 | 踏实、宽心 | 糖尿病 | 病史 | 血糖水平 | 低活跃 | 低 |
| 悲哀型 | 46~55 | 男 | 负向 | 哀、惧 | 绝望、无语 | 症状 | 高血糖 | 代谢异常 | 不活跃 | 低 |

从表4.3可以看出,祈祷型用户和乐观型用户的情感极性均为正向,情感特征词分别为"希望、期待"和"踏实、宽心",表明他们在糖尿病圈发挥着"正能量"的作用,情感极性呈现负向的是焦虑型用户和悲哀型用户,大多表现为"心慌、害

怕"和"绝望、无语",需要给予他们心理疏导和情感支持。从基本信息看,焦虑型用户和悲哀型用户的年龄分布主要集中在 46～55 岁,性别比例以男性用户居多;祈祷型用户和乐观型用户的年龄分布主要集中在 33～45 岁,性别比例以女性用户居多。从主题特征来看,焦虑型用户主要关注糖尿病的治疗措施,尤其是药物治疗中的胰岛素,说明此类型用户患者居多;祈祷型用户主要关注糖尿病的基础知识,尤其是糖尿病定义中的三多一少;乐观型用户主要关注糖尿病基础知识中的病史;悲哀型用户主要关注糖尿病的症状,容易因症状的变化而产生失望情绪。从信息行为特征看,焦虑型用户的活跃度最高,生成内容也最多;祈祷型用户和乐观型用户的活跃度居中,而生成内容总量祈祷型用户高于乐观型用户;悲哀型用户的活跃度最低,对糖尿病圈的生成内容贡献率也最低。

## 第三节 基于用户画像的在线健康社区用户分类与知识需求分析 ▶▶

根据上述对不同情感角色的用户群体画像的特点分析,可以将在线健康社区用户划分为焦虑型用户、祈祷型用户、乐观型用户和悲哀型用户 4 类,接下来将着重对这 4 类用户的特点与知识需求展开分析。

### 一、焦虑型用户

从人口统计学角度看,此类在线健康社区用户群体中,年龄主要分布在 46 岁以上,这与糖尿病有 1 型和 2 型之分(1 型糖尿病主要发生在年轻群体,2 型糖尿病一般发生在 40 岁以上群体),而且 2 型糖尿病患者人数远高于 1 型糖尿病患者人数有关。另外,此类用户群体的男性多于女性,说明男性患者更可能产生偏激的负面情感。

从信息行为角度看,此类在线健康社区用户群体的活跃度均值处在较高水平,均值与极大值相近,说明用户活跃度水平较为集中。因此,需要对此类用户给予情感支持和信息支持。另外,此类用户群体的用户生成内容总量均值占社区最高水平,且均值位于极小值附近,说明该类用户群体覆盖用户生成内容总量均值范围也较广泛。从主题分布情况看,此类在线健康社区用户群体关注的主题大多是治疗措施和负面影响,其焦虑情绪可能过多关注负面影响有关。

从上述结果分析,焦虑型用户的知识需求主要包括两个方面,一方面是糖尿病有哪些治疗措施,如药物治疗、手术治疗、保健康复等,关键特征词包括二甲双胍、运动控制、胃转流术、健康饮食等;另一方面是糖尿病带来的负面影响,如视力障碍、生活不便等,关键特征词包括青光眼、白内障、肥胖、低油低脂等。同时,面对用户的焦虑情绪,社区需要给予足够的情感支持来缓解面对疾病的焦虑,如结合用户兴趣主题为其推荐个性化医疗信息、乐观型用户关注和共鸣的主题标签信息、开辟情感专区并为用户提供更便捷的情感交流工具等。因此，根据用户画像标签进行用户知识服务需求映射，可将焦虑型用户的用户知识服务需求归纳为医疗诊断需求、知识交流需求和知识趣味性需求。

## 二、祈祷型用户

从人口统计学角度看，此类在线健康社区用户群体中，年龄主要分布在 46 岁以下，其中有负面情感的用户主要分布在 26～45 岁。另外，此类用户群体的女性人数多于男性人数，说明女性用户可能比男性用户具有更积极的心理状态。

从信息行为角度看，此类在线健康社区用户群体的活跃度均值处在较低水平，提高其活跃度会对社区产生积极影响。另外，此类用户的内容生成总量从均值看较为接近，且覆盖范围较广，说明这类用户群体离散程度高，用户生成内容总量分布不均，社区管理方面应该采取激励措施鼓励他们为其他用户提供情感支持。从主题分布情况看，此类在线健康社区用户群体关注的主题大多是糖尿病基础知识和检测措施。

从上述结果分析，祈祷型用户的知识需求主要包括两个方面，一方面是糖尿病的基础知识，如糖尿病定义、病史和并发症状等，关键特征词包括血糖水平、肾病、红细胞、眼部症状等；另一方面是糖尿病的检测措施，如血糖仪、空腹化验等，关键特征词包括采血、光电、血糖高、血脂等。同时，考虑到祈祷型用户面对疾病的心态较积极，善于为其他用户提供情感支持，社区需要增加该类用户的内容影响力，为其推荐好友圈用户参与或发布的主题。因此，根据用户画像标签进行用户知识服务需求映射，可将祈祷型用户的用户知识服务需求归纳为知识数量需求、基础知识服务需求和系统体验性需求。

## 三、乐观型用户

从人口统计学角度看，此类在线健康社区用户群体中，年龄主要分布在 46 岁以下，其中有负面情感的用户主要分布在 26～45 岁；在 46 岁以上用户中，乐观型用户人数高于祈祷型用户人数。另外，此类用户群体的女性人数高于男性人数，说明女性用户可能比男性用户具有更积极的心理状态。

从信息行为角度看，此类在线健康社区用户群体的活跃度均值处在较低水平，和祈祷型用户贴近。另外，此类用户的内容生成总量处于各类用户群体最低水平，说明这类用户群体对糖尿病圈的用户生成内容贡献率最低，但是该类用户易受到其他用户关注并容易对其他用户产生积极的影响。社区管理方面应该采取激励措施鼓励他们多生产内容，这样有助于为社区带来"正能量"。从主题分布情况看，此类在线健康社区用户群体关注的主题大多是糖尿病基础知识和治疗措施。

从上述结果分析，乐观型用户的知识需求主要包括两个方面，一方面是糖尿病的基础知识，如糖尿病定义、病史和并发症等，关键特征词包括胰岛素、三多一少、抗糖尿病、影像等；另一方面是糖尿病的治疗措施，如药物治疗、手术治疗、保健康复等，关键特征词包括感染、抽脓、水果、胆胰分流等。同时，考虑到乐观型用户活跃度和生成内容总量均较低，社区可以为其推荐最新信息以及热门活动，充分调动用户对于各类健康信息的好奇心理与社区参与度，提高其忠诚度，使其对社区产生信任的同时增加发文量。因此，根据用户画像标签进行用户知识服务需求映射，可将乐观型用户的用户知识服务需求归纳为知识前沿性需求、知识质量需求、服务多样性需求和系统可用性需求。

## 四、悲哀型用户

从人口统计学角度看，此类在线健康社区用户群体中，年龄分布相对比较平均；从性别上看，女性人数高于男性人数，而且情感表达需求以寻求共鸣和情感宣泄为主，说明这部分群体情感较脆弱，更需要对其进行情绪情感的疏导，帮助其寻求认同或即时的感受。

从信息行为角度看，此类在线健康社区用户群体的活跃度均值位于极小值附近，说明这类用户群体通常不会生产内容，和乐观型用户群体一样，这类用户群体对糖尿病圈的用户生成内容贡献率最低。不仅如此，这类用户群体常常会使用绝望、不抱希望等负面情感词来表达他们对于疾病或治疗的负面情感，因此，非常有必要对其提供情感上的支持。从主题分布情况看，此类在线健康社区用户群体关注的主题大多是糖尿病病症和负面影响，可能这部分用户的症状会随病情发展而产生变化，或因不稳定的病情导致用户产生消极、悲观的情绪。

从上述结果分析，悲哀型用户的知识需求主要包括两个方面，一方面是糖尿病的症状，如早期症状、高血糖、严重高血糖等，关键特征词包括视力改变、皮肤感染、酮症、多尿等；另一方面是糖尿病的负面影响，如视力障碍、生活不便等，关键特征词包括视网膜病变、眼底黄斑、食用粗粮、定量饮食等。同时，考虑到悲哀型用户大多并不展示具体的问题，而仅为了抒发当前心理状况及情绪情感，社区应该重视其内容生产能力，但需要加强对其发布内容的审核以保障患者类用户的权益与健康需求。因此，根据用户画像标签进行用户知识服务需求映射，可将悲哀型用户的用户知识服务需求归纳为知识趣味性需求、知识质量需求以及系统可靠性需求等。

# 第四节　在线健康社区用户知识需求层次 ▶▶

知识服务中的用户知识需求分析一直是国内外知识服务研究领域的重点和难

点。在线健康社区用户包括但不限于患者、家属、普通人、医生等，角色需要加上情境驱动，都会形成不同的知识需求，如患者在感知身体异样情况下的医疗诊断需求，家属在替代搜寻驱动过程中的实现活动目标需求，医生在科研任务驱动过程中的客观知识需求等。因此，在线健康社区需要结合实际，以需求为导向，牢固树立精准服务理念，为用户提供智能化、优质化、个性化的知识服务。开展在线健康社区用户知识需求层次分析有助于构建在线健康社区知识聚合服务体系框架，也有助于创新在线健康社区知识服务模式。

## 一、在线健康社区用户知识需求特征

用户信息需求是信息检索、信息推荐以及信息服务等研究领域最基本的概念，也推动着用户信息行为的产生。用户知识需求可以看作是信息需求的延伸与深化。在线健康社区用户的知识需求由用户的生活环境、医疗水平以及其他社会因素所决定，是为了提升自身健康认知和知识水平或解决某一具体健康问题而产生的知识方面的需求，主要包括对知识资源内容、知识服务方式和知识服务系统三个方面的需求，其中以知识资源需求和知识服务需求为主。

对于在线健康社区而言，用户的知识需求特征与它的目标用户群体、社区定位、用户心理需求等有关。用户的知识需求不是孤立存在和固定不变的，它的特征主要包括需求表达的直观性、需求表达的间接性、需求种类的多样性、需求内容的专深性、需求接收的即时性、需求用户的群体性、需求服务的高效性。

### 1. 需求表达的直观性

在线健康社区提供的知识服务是由用户知识需求驱动的。用户与在线健康社区直接交互过程中提交的搜寻信息即为用户的知识需求信息，同样，也可以利用这些信息满足和预测用户需求。比如，"好大夫在线"中有一用户使用在线问诊提问"一个多月前无明显诱因出现左侧肩关节疼痛，以夜间阵发性刺痛为主，关节活动尚可，怎么办？"这就是用户最为直接和显性的需求，是用户主观意识到并予以表达的知识需求。因此，在在线健康社区提供服务的时候，用户都直接表达了知识需求，并且也表达了对知识服务的满意程度，体现了用户知识需求表达的直观性。

### 2. 需求表达的间接性

对在线健康社区而言，用户对健康护理、疾病治疗、预防措施、病因病理等知识的需要是一种客观需求，然而会因自身知识储备和信息意识淡薄而呈现无意识状态，而且在描述自己的需求时通常采用口语化的表达方式，这就给需求带来了模糊性和潜在性，表达往往并不明确。但是，用户与在线健康社区交互过程中，会留下浏览记录和行为数据，这些记录就间接描述了用户的知识需求。另外，随着物联网技术在在线健康社区的应用发展，越来越多的传感器设备用来获取用户的身体状况和心理状态数据。因此，不仅可以通过用户的交互数据，也可以通过传感器数据将用户的知识需求间接地表达出来，体现了用户之四海需求表达的间接性。

### 3. 需求种类的多样性

在线健康社区作为开放式、社会化的知识分享平台，主题类型呈现多元化，知识展现形式变得生动形象，使得知识的利用和接受也变得更加多样化。比如，在线健康社区不仅包含了特定类型的疾病知识，像癌症[149]、抑郁症[150]、高血压[151]、宫颈癌[152]，也包含了健康科普知识，内容不仅涉及疾病预防与治疗，还包括饮食、运动、急救、政策法规、习惯等与生活密切相关的主题[153]。再者，在线健康社区用户还比较注重平台体验，如界面是否合理美观、操作流程是否便捷迅速等。其次，知识内容的呈现形式除了文本，还综合应用了图表、声音、动画和视频等多种形式，充分体现了知识资源的生动直观。因此，用户面临着不同类型、不同主题、不同形式的知识，知识需求种类也变得更加多样化。

### 4. 需求内容的专深性

在线健康社区的知识内容不同于一般网络社区的综合性信息，而是关乎生命健康的重要信息，是医学学科领域的专业知识。对于在线健康社区用户而言，他们的信息需求不在于信息的数量，而是更加关注信息的专业化和效用价值，基本都是围绕健康主题的专业化医学知识，以及衍生的健康科普知识、法律知识等。另外，由于不同疾病在症状、危害、周期等方面存在显著区别，有时可能涉及某一专业术语、某一指标值或某一病理知识点。相应地，用户对知识的准确性也会产生很高要求，期待回复的是权威的、系统性的。因此，在线健康社区需要做到符合定位，能够预测并推荐更深入的、高质量的、融合多个专家意见的综合性健康知识，并以系统化的方式呈现给用户。

### 5. 需求接收的即时性

在线健康社区作为一种新的健康信息获取渠道，不再受到时间和空间的限制，可以随时随地为用户提供知识服务，解决学习、工作、生活中遇到的医学问题。在线健康社区用户知识需求的即时性体现在两个方面，一方面是患者或患者家属针对某一健康问题通过在线健康社区搜寻时，希望能快速获取最准确、最有价值的答复，然后随着新任务或新问题的出现，又会临时产生与之相关的迫切需求。另一方面是对于医学研究人员而言，他们需要紧跟科技前沿，追踪在线健康社区中发布的最新研究成果和学术资讯，保证知识的时效性。

### 6. 需求用户的群体性

在线健康社区为用户充分了解自身健康状况、参与自身健康问题决策提供了丰富的数字资源，用户按照相似的需求自发组织在一起，并通过弱关系或强关系进行互动交流。在线健康社区用户知识需求的群体性特征体现在多方面。首先，按照不同疾病类型划分的用户群体，他们需求的知识内容是某个特定类型的疾病。如"好大夫在线"中的糖尿病圈、抑郁症圈、高血压圈等。其次，按照地域划分的用户群体，他们的知识需求主要是希望平台能推荐当地专业医院和医生的信息。按照年龄阶段划分群体，老年用户群体对医疗健康的信息需求和情感需求远高于年轻群体[154]，老年用户群体的知识需求更多的是疾病诊疗、心理疏导、健康养生等方面。

**7. 需求服务的高效性**

在线健康社区知识服务旨在为用户提供高质量和高效率的知识服务。尤其在"互联网＋大数据"的背景下，用户健康赋能逐渐由以技术为中心的工具赋能向以用户为中心的资源赋能转变。随着用户在知识服务进程中知识储备量的增加会促使其所关注的知识内容多样性和主题相关程度发生变化，用户对于知识服务的内容和功能期望也有所提高，服务提供者需要准确把握用户在健康知识搜寻过程中的需求变化情况，高效、精准、全面的为其提供健康知识。

## 二、在线健康社区用户知识需求形成

在线健康社区用户知识需求的形成是一个循序渐进的过程，也是用户认知形成过程中不断变化升级的动态过程。在信息需求研究领域，Savolainen 指出用户信息需求是在行为、任务和对话三种不同的情境下形成[155]。借鉴其分类方式，本书将在线健康社区用户知识需求形成的原因分为任务驱动、知识偶遇以及互动交流。①任务驱动是指用户为了解决学习、工作、生活中遇到的医学问题，在任务的驱动和刺激下，产生了知识需求。在这种情况下，用户往往都是抱有一定的目的去寻找答案，并且急切地想要解决问题，这时候的需求往往带有一定的模糊性，随着用户问题的解决和认知提升，需求才会逐渐清晰化并进一步刺激新的知识需求。②知识偶遇是指用户日常的浏览、搜寻和使用在线健康社区时形成的知识需求。在这种情况下，用户通常没有明确的目的和计划，只是出于好奇心的驱使，在求知欲望的激励下，促使用户去浏览和查阅相关健康知识，过程中会形成暂时性的知识需求，而这时候的需求往往都是短期且易于满足的。③互动交流是指用户使用在线健康社区的点赞、转发、分享以及评论等社交活动过程中形成的知识需求。在这种情况下，用户通过与其他人的交流获得提示从而意识到自己潜在的知识需求，用户的认知水平和知识结构逐渐完善，进而可以更明确地表达自己的需求，更利于知识的获取。这种知识需求最大的特点就是动态性，会随着用户知识需求的满足而不断变化。

综合上述分析，结合基于用户画像的在线健康社区用户分类结果，本研究从用户画像群体的标签特征视角，分析焦虑型用户、祈祷型用户、乐观型用户以及悲哀型用户的知识需求形成原因。

**1. 焦虑型用户知识需求形成**

根据焦虑型用户群体的特征可以分析出该类型用户的知识需求主要在知识偶遇和互动交流下形成。焦虑型用户将在线健康社区作为日常学习、社交和消遣的工具，每天都会登录平台数次，已经变成了潜意识行为。一方面，焦虑型用户在每天使用和浏览平台过程中，并没有确切的需求和任务，他们会着重浏览糖尿病的治疗措施和负面影响，在好奇心和求知欲的刺激下形成新的知识需求。虽然在浏览和偶遇情境下形成的知识需求是短暂且易于满足的，但是用户过多的关注一些负面影响信息，如生活不便、视力障碍等，这也是造成情绪上焦虑和恐慌的原因。另一方面，焦虑型用户在发布内容的同时也会时刻关注其他用户的动态，在评论、点赞、分享、收藏和社群交流过程中，可能会受到启发而产生新的知识需求。互动交流下形成的知识需求具有持续性和动态性，而且随着交互活动的深入，用户的知识需求会越来清晰，反过来，用户的活跃度也会越来越高。

**2. 祈祷型用户知识需求形成**

根据祈祷型用户群体的特征可以分析出该类型用户的知识需求主要在任务驱动和知识偶遇下形成。祈祷型用户通常想要获取的是关于糖尿病基础知识和检测措施方面的信息。一方面，祈祷型用户会带着问题借助在线健康社区去了解和掌握，如糖尿病的定义、病史以及并发症有哪些、是否需要空腹化验等，他们在解决问题的过程中消除不确定性，在求知欲的刺激作用下产生需求。但是由于受到自身认知能力的限制，知识需求并不能完全表达和外化，需要通过生成式的提问和服务进程的展开会逐渐清晰。另一方面，祈祷型用户的知识需求会受到平台设计和平台内容的影响，如平台设计的免费知识、激励措施等制度；平台内容的丰富专业会刺激用户知识需求形成，例如糖尿病基础知识的专业化、可视化、深入化的呈现方式也会产生知识需求，随着用户知识探究的过程，不断刺激用户产生新需求，从而增加对于平台的黏性。

**3. 乐观型用户知识需求形成**

根据乐观型用户群体的特征可以分析出该类型用户的知识需求主要在知识偶遇和互动交流下形成。一方面，乐观型用户登录在线健康社区，通常会抱着积极的态度去浏览糖尿病相关的基础知识和治疗措施，在无意识浏览和阅读健康知识过程中，在求知欲望的激励下，形成暂时性的需求。另一方面，乐观型用户影响力覆盖范围范围广，容易受到其他用户关注并且对其他用户产生积极影响，在与其他用户互动交流过程中，满足其社交、情感需要。同时，用户前期的知识需求已经通过知识交流而发生改变，用户在新的知识需求刺激下会进一步明确改变的知识需求。

**4. 悲哀型用户知识需求形成**

根据悲哀型用户群体的特征可以分析出该类型用户的知识需求主要在知识偶遇下形成。悲哀型用户登录在线健康社区后通常会浏览关注糖尿病的症状，尤其对严重症状有重点关注，常常会使用绝望、不抱希望等负面情感词表达他们的情绪，而且他们的活跃度极低，基本上不参与互动交流。悲哀型用户的知识需求来源于浏览、阅读健康知识，如果没有立即寻找到所需知识，会耗费一定的时间和精力对相关知识进行筛选，这种需求往往不是长期的。

## 三、在线健康社区用户知识需求层次划分

泰勒信息需求理论[156]认为，用户的信息需求划分为四个层次：第一层是实

际存在而未表达的需求（潜意识需求），该需求可能有很多而且并未发展成型；第二层是有意识、存在大脑中的信息需求（意识到需求），这时，可以通过学习或者交流来消除歧义；第三层是对意识需求的表达（表达出来的需求）；第四层是向信息服务系统提交的信息需求（折中需求），该需求的表达必须适应有效的需求。知识需求是一种深化了的信息需求，是信息需求的延伸与扩展。有学者按照信息需求的表达状态，将知识需求分为客观需求（或潜在需求）、认识到的需求、表达出来的需求三个层次[157]。

本书在泰勒信息需求层次理论和用户信息需求语境模型的基础上，结合在线健康社区特点，依据知识需求的表达程度和状态类型将在线健康社区用户知识需求划分为潜在知识需求、认知知识需求、表达知识需求和个性化知识需求四个层次，各个层次的需求不是孤立存在的，而是相互依赖且彼此重叠，而且，当用户较高层次的需求出现后，基本需求不会消失。因此，在线健康社区用户知识需求的产生，以及由低层次向高层次演化的过程是波浪形回旋推进的，如图 4.2 所示。随着用户认知提升和任务进展，用户知识需求表达越来越清晰，同时也可能结合自身特征、情境等因素形成个性化知识需求，个性化知识需求是用户知识需求的最高层级，也是在线健康社区知识服务满足的最终目标。随着当前知识服务的结束，用户需求会向着细分和多元的更高级需求继续发展。

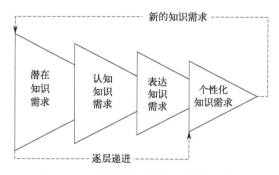

图 4.2　在线健康社区用户知识需求层次

**1. 潜在知识需求**

潜在知识需求是指在线健康社区用户客观存在，不以用户主观认知转移的一类需求，主要由周围的环境、制度、情境等各类客观条件决定。用户在日常生活中探索未知、解决实际问题或任务时产生的知识需求，产生的知识需求用户可能没有意识到或发现。例如，当用户在在线健康社区浏览健康知识的时候，偶然间看到"关于糖尿病，这 15 个问题最容易被误读"这篇文章，会激发用户的潜在知识需求，转化为认知知识需求，开始对糖尿病患者健康生活方式的探索。另外，潜在知识需求是一种隐性知识需求，有些并不能被意识到，但是大部分需要会随着时间和任务进度而慢慢被用户挖掘出来。

## 2. 认知知识需求

认知知识需求是指在线健康社区用户能够觉察意识到的客观需求，是在用户头脑中所反映出的心理认知状态的知识需求，也是一种隐性知识需求，主要受到自身的知识储备、求知欲、健康素养等主观因素的影响。用户的认知知识需求仅仅是在意识层面上形成了初步的想法，带有一定的模糊性，而且在潜在知识需求转化为认知知识需求的过程中由于受到自身认知、事物表层现象因素等影响导致用户认知到需求存在错误的现象。

## 3. 表达知识需求

表达知识需求前期是在线健康社区用户利用文字、图片、语音、视频、符号等方式将认知到的知识需求表达出来的过程，具体表现为用户搜寻、评论、留言、关注、转发、收藏等行为。用户表达知识需求是一种显性的知识需求，容易受到自身表达水平、认知水平、知识储备、逻辑思维等影响，使用户不能完全将认知知识需求全部外化和表达。在实际的健康知识搜寻过程中，用户所掌握的知识内容会随着搜寻进程的开展而得到补充，同时对相关主题的健康知识会有更深层次的理解和掌握。因此，在表达知识需求后期，在线健康社区用户随着对相关主题的健康知识的深入了解，通过进一步修正和明确自身的知识需求，使其更加清晰、准确地表达。具体表现在在线健康社区用户的追问、补充、调整检索式等行为。表达知识需求后期通常比较容易被平台内外部环境、用户回答问题的方式、思维差异等因素影响。

## 4. 个性化知识需求

个性化知识需求是根据在线健康社区用户所处的独特情境而产生的知识需求，是根据潜在知识需求逐渐被认知、表达的产生而来的符合用户特征和情境任务的个性化用户知识需求。这是一种最高层次的知识需求，也是知识服务的终极目标，通常容易受到社区服务能力、技术条件、用户健康素养等多方面因素的影响。主要通过显式获取和隐式挖掘两种渠道获得，需要通过在线健康社区用户的基本信息数据、知识交互过程数据、知识资源数据等进行挖掘和获取。

总的来说，在线健康社区中的用户知识需求是一个阶梯性、不断递进的动态过程，在任务进程的不同阶段，用户的健康知识需求会发生相应的变化[158]。因此，对于用户健康知识需求的判断并不是一劳永逸的，只有不断满足用户的知识需求，才能增加用户对平台的黏性和忠诚度，从而为其推荐相应的知识服务。

# 四、在线健康社区用户知识需求与知识聚合关系

## 1. 知识需求与知识聚合关系

在线健康社区用户知识需求是用户为了解决某个问题或提高自身知识储备而表达出来的对于知识期望和需要。它是虚拟健康社区知识聚合的起点，两者之间既相互作用又相互影响。首先，两者之间关系体现在因果关系，特别是在当前的大数据和移动互联网时代，用户期望能够迅速、高效地从在线健康社区获取高质量的知

识，解决遇到的医疗和保健问题，减少知识搜寻和获取的时间和精力成本，传统的简单问答服务模式已经无法满足用户知识需求。用户需求驱动着在线健康社区创新知识服务方式和模式，朝着知识聚合模式方向发展。其次，用户知识需求挖掘和获取是知识聚合过程的一部分。由于在线健康社区用户仅仅通过提问、浏览检索等方式外化部分知识需求，也可能由于用户自身原因表达的知识需求不够全面和细化，需要在线健康社区通过挖掘等方式获取用户隐式需求，关注和了解用户偏好和习惯，为知识聚合提供基础和依据，设计知识聚合的方式和模式，提高知识聚合的效果和质量。另外，知识聚合也反向作用于用户知识需求。在线健康社区知识聚合过程是不断匹配和满足用户知识需求的过程，用户知识需求随着知识聚合的深入，进一步明确和清晰化表达，同时在满足当前知识需求基础上，又动态产生新的知识需求，呈现动态变化和精确化方向发展。

**2. 知识需求与知识资源匹配原则**

在线健康社区知识聚合开展需要面向用户知识需求，实现用户知识需求与聚合服务资源内容、服务模式的不断匹配和映射，但是匹配过程需要遵循合理性、个性化、精准性和可行性等原则。

首先，在线健康社区面向用户知识需求提供的知识聚合要具有合理性和可行性，针对用户终端设备状况、物理条件以及认知情况，提供合理可行性的知识聚合方式和模式。诸如，针对 PC 端和手机端用户提供不同格式类型的知识资源，考虑用户设备的流量和物理环境状态。其次，在线健康社区需要依据用户需求的差异性开展个性化的知识聚合模式和形式。例如，针对用户外化的检索表达式类型需求，在线健康社区应该提供面向不同用户需求的知识语义检索和排序服务，实现不同的用户检索和查找结果的差异化和个性化，更好地匹配和适应用户需求。另外，知识聚合要体现面向用户知识需求的精准化，不仅仅满足用户大众化的知识需求，还要实现用户知识需求的细粒度匹配和满足，运用数据挖掘、人工智能等先进的知识聚合方法和工具，提供精准和智能化的知识聚合。


# 第五节　在线健康社区用户知识需求演化 ▶▶

在线健康社区中的用户知识需求是一个逐步认知的动态演化过程，从简单的知识利用需求到主动的知识服务需求，从粗粒度知识搜索到细粒度个性化精准服务推荐，用户对健康知识需求不断深入，对知识信息的利用程度也不断提高。

## 一、在线健康社区用户知识需求演化动因

随着用户自身认知水平、健康信息素养和问题解决程度等诸多因素的影响和驱动，在线健康社区中的用户健康知识需求不断演化。从上述的用户知识需求层次分

析可以看出，用户潜在层次的知识需求通过内化和认知，逐步转变为认知层次的知识需求；认知层次的知识需求通过外化和表达、结构化和系统化，转变为表达层次的知识需求；表达层次的知识需求进一步刺激用户产生新的知识需求；用户的个性化知识需求推动整个过程的发展和演化。例如，当用户第一次搜寻"如何避免糖尿病"时，用户更关注与解答该问题高度相关的措施与方法。在进行多次搜寻后，用户会逐渐掌握与糖尿病预防、症状、用药等的相关知识，其知识需求开始更侧重于与糖尿病成因、治疗等更细节的知识；随着用户检索词中包含"糖尿病"的次数越来越多，用户对该主题的认知层次越来越深，开始关注包括"视网膜病变""糖尿病肾病"等与糖尿病主题相关的健康知识内容。最后，随着搜寻进程的持续推进，用户对知识内容的多样性有了更多期待，开始以糖尿病为出发点，拓展了其他慢性病领域的知识。

由上述分析可知，用户知识需求的动态演化会随着用户搜寻进程、认知结构完善以及在线健康社区知识服务的推进会促使其所关注的知识内容多样性和主题相关程度发生变化。需求的演化主要涉及两个元素：知识和价值，她们以不同形式在在线健康社区用户间转移、转化和传播[159]。用户知识需求演化受诸多因素驱动，通过归纳分析，本研究认为用户知识需求的具体演化动因主要包括以下几个方面。

**1. 用户需求位势差可以形成用户知识需求动态演化的自然压力**

在线健康社区用户包括关键用户与普通用户，关键用户参与社区话题讨论的积极性较高，具有较高的信息素养，对自身知识需求的认识相对清晰。普通用户参与度较低，潜在知识需求居多。普通用户在接受在线健康社区提供的知识服务过程中逐渐分化为两类，一类成为关键用户，另一类逐渐退出社区，与此同时他们的知识需求在不断发生变化。在线健康社区中不同用户拥有某领域特定主题知识需求的量与质各不相同，有些用户掌握的是前沿、广泛的需求元素，需求存量水平较高；有些用户掌握的是普及的、比较狭窄的需求元素，需求存量水平较低，从而形成了知识需求的位势差。用户在社区知识交流过程中，由于位势差距造成了需求演化的自然压力，使得需求元素从高位势向低位势流动。位势压力越大，知识需求元素流动加快，接受体知识存量扩充，逐渐演变为关键用户，进而产生更高层次的需求。但当位势压力达到一定程度，而用户接受需求元素的能力有限时，其知识需求不再扩充，甚至淡化直至退出。

**2. 用户知识结构、认知水平和健康信息素养的提高可以推动用户知识需求动态演化**

用户认知水平的提升能够提高自身知识需求的意识能力，促进潜在知识需求向显性需求的演变。用户健康信息素养的提升能够促进知识需求的表达，使得知识需求逐渐清晰化，体现为知识需求质量的变化。用户的认知水平受自身知识结构和自由支配时间的影响，用户利用业余时间进行健康知识的学习，增加知识积累，形成学习兴趣，从而促进认知水平的提升，进而认识到更多的知识需求。用户的信息素养能力在体验在线健康社区平台各项功能的过程中逐渐得到提升，包括信息检索、信息过滤、知识分享能力。

**3. 用户互动交流过程可以促进用户健康知识需求进一步明确和表达**

在线健康社区用户之间的社会关系与互动交流推动知识需求的演化。需求演化因用户知识需求位势差产生，并通过互动交流不断强化。用户互动交流越多，提问与回复越频繁，知识需求元素在个体间转移的速度就越快。用户在在线健康社区中通过提问、评论、转发与其他用户或社区管理人员产生联系，在满足已有知识需求的同时，受到其他用户所分享知识的启发，进而产生新的需求或更高层次的需求，比如由原本的诊断需求演化为了解病因病理的需求。另外，随着用户之间互动交流的深入，促使潜在的知识需求逐渐被用户意识到并准确表达，比如由原本无目的的浏览在于交流中逐渐明确知识需求。

**4. 用户的问题解决程度和任务进展可以推进用户健康知识需求的转移和动态演化**

问题解决程度或任务驱动决定了用户知识需求产生、转化的动机和方向。在线健康社区用户会根据自己的工作或生活需要产生学习欲望，期待获取某方面的知识。然而用户的需求会随着所处环境、问题解决或任务完成程度不断变化。用户在不同的知识活动阶段会产生不同的需求，需求的内容与知识服务也会不断变化。用户在某一阶段需求得到满足后，会随着任务进展自然过渡到下一阶段，产生新的需求。比如用户在诊断前、诊断中、诊断后等不用阶段的知识需求有所差异。

**5. 社会化知识创新可以推动用户知识需求向多元、复合的知识需求和服务需求演化**

在线健康社区用户的互动交流使得具有相似兴趣或需求的用户聚集在一起，形成社群组织。组织成员之间形成错综复杂的社会网络，用户在社会资本和主观规范的影响下，增强信任感，产生互惠习惯。比如有些关键用户为了获得价值认同感和提高社群地位，促使自身需求元素向其他位势较低的个体转移，进而形成关于某一主题的群体性知识需求，如医享网中的心脏病群、白血病群等。这一过程体现了在线健康社区用户的个体知识需求向群体知识需求演化的趋势。群体知识需求是用户需求的集成链，能够反映关于某一健康主题的用户需求元素之间的关联结构。用户的社群化知识创新是推动在线健康社区用户知识需求演化的主要因素。

**6. 社区的激励机制和技术因素是推动用户知识需求向高层次的体验性需求演化**

人的行为一般会受到利益的驱动，外部激励机制或预期获得的利益会使在线健康社区用户的知识需求发生变化。比如，患者利用社区成员分享的知识进行疾病治疗，发现有显著效果时，会期待获得更多、更有价值的信息。对于普通用户而言，在没有清楚认识到自身需求的情况下浏览在线健康社区的提问与回复，受到社区奖励规则的驱动而产生强烈的互动交流意愿，从而诱发需求的表达。社区的基础服务技术如响应速度、兼容性、可视化效果等各种技术因素也会推动用户知识需求的动态演化。

## 二、需求演化影响因素的因果关系模型

通过分析在线健康社区用户知识需求演化的影响因素，借助系统动力学方法构建需求演化系统的因果关系模型。系统动力学适用于研究多重反馈的复杂系统的结构、功能以及行为之间的动态辩证关系。系统动力学建模的核心是系统的反馈机制和系统结构决定其行为特征。这里强调的反馈系统是由若干条反馈回路构成，而反馈回路是由一系列具有因果关系的要素及其相互作用链所构成的闭合回路，系统动力学建模的任务是通过因果回路图和流图将这些反馈回路描述清楚。根据前文关于用户知识需求演化动因的梳理，确定知识需求演化系统的因果关系模型边界，从而构建的因果结构模型如图 4.3 所示。

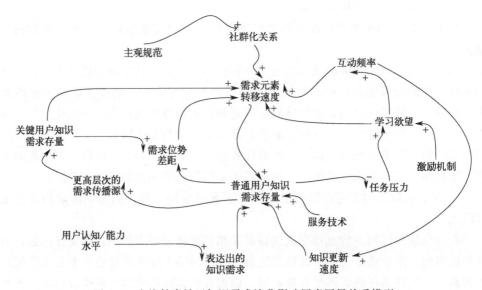

图 4.3　在线健康社区知识需求演化影响因素因果关系模型

该模型中包括两类知识需求主体，分别是普通用户和关键用户，用他们代表低位势的知识需求主体和高位势的知识需求主体，用户之间的交流互动促进知识需求元素的转移，并在环境、技术、知识等因素的影响下推动需求演化。从图中可以看出，知识需求影响因素的因果关系模型主要存在四条反馈回路：回路①，任务压力学习欲望—需求元素转移速度—普通用户知识需求存量—任务压力；回路②，需求元素转移速度—普通用户知识需求存量—需求位势差距—需求元素转移速度；回路③，互动频率—知识更新速度—普通用户知识需求存量—任务压力—学习欲望—互动频率；回路④，普通用户知识需求存量—更高层次的需求传播源—关键用户知识需求存量—需求元素转移速度—普通用户知识需求存量。

在回路①中，用户由于任务压力的增大，学习欲望随之增强，在其他条件不变的情况下，学习欲望的增加使得需求元素在用户间的转移速度加快，处于低位势用

户的知识需求量将会加大，促使其问题趋于稳定，最终导致任务压力的减轻。在回路②中，需求元素在用户间转移速度的加快使得低位势用户的知识需求量增多，在高需求位势用户知识需求存量不变的情况下，需求位势差距缩小，反过来又使得需求元素的转移速度放缓，形成一个闭合回路。在回路③中，在线健康社区用户之间互动交流频率的增多，使得知识更新速度加快，知识数量和内容的变化使得用户知识需求存量增多，随着需求的满足，用户任务压力减轻，学习欲望相对降低，最终导致互动频率的下降。在回路④中，原本处于低需求位势的用户随着自身认识水平和能力的提升，自身知识需求存量增加，经历显化、潜化、再显化的过程，产生新的或更高层次的需求，演变为高需求位势主体，成为新的知识需求元素传播源，完成角色转变。这些用户数量不断积累并且需求量也逐渐增多，从而提高需求元素的转移速度，假设其他条件不发生变化的前提下，接受体的需求量也会随之增多，这里的接受体即最初的关键用户，后来演变为普通用户的主体。

除了主要的反馈回路，组织激励机制、主观规范、服务技术与其他因素之间也存在一定的因果关系。在线健康社区用户的学习欲望受到激励机制的积极影响。社区管理人员会从自身收益出发制定各种奖励规则，有些是面向知识分享者，有些则是面向知识接收者，激励越强烈，关键用户向普通用户传递知识的意愿越强烈，接受者学习的欲望也越强烈。此外，用户还会受到自身所处社会环境和工作压力的影响，压力越大，学习欲望越强烈。关于需求转移速度，社区用户在主观规范的影响下，知识需求向群体化演变，社群组织内部成员间的知识需求转移速度随之加快。在线健康社区基础服务技术的完善同样会促进用户知识需求量与质的变化。

## 三、在线健康社区用户知识需求演化方向

### 1. 清晰精准化

根据本研究构建的在线健康社区知识需求层次划分模型，用户的知识需求层次按照表达特征和状态可以划分为潜在层次知识需求、认知层次知识需求、表达层次知识需求和个性化知识需求四个层次。在线健康社区中的部分用户比较明确自己的需求，如医生或科研人员搜寻心血管疾病的病历案例，检索最新的医学技术资讯；患者提出的某种特定类型的疾病问题等，此时用户的知识需求处于第三层次的表达状态。然而，大部分用户客观上都存在潜在的健康知识需求，但没有被主体意识到，一旦用户遇到实际问题，潜在的知识需求就会逐渐外显，并随着用户对问题解决程度和自身认知水平的提高而使知识需求从模糊状态向清晰状态演化。在用户持续频繁的知识互动交流下，在线健康社区通过用户画像技术可以精确的表征用户特征，对用户的知识需求进行显式获取和隐式挖掘，形成用户的个性化知识需求。因此，在线健康社区用户知识需求演化朝着清晰精准化方向发展。

### 2. 高层次化

在线健康社区用户知识需求随着知识更新速度加快、用户互动交流增多、社区

知识服务优化不断地向高层次演化，表现为基本性需求—满足性需求—吸引性需求。用户最初产生的就是基本性需求，比如搜寻糖尿病的预防方法。在基本性需求得到满足后，会激发较高层次的知识需求，比如要求社区平台能推荐糖尿病病症、治疗方法方面的相关健康知识；知识资源的内容、形式、数量、质量能有效地帮助用户解决知识需求。最后，开始朝着细分和多元的更高级需求方向发展，产生社交和情感方面的需求，比如用户在在线健康社区中，可以选择与自己具有相同病症、爱好的用户作为交流对象而与其进行交流互动，在这个过程中，满足自己知识需求的同时也形成了在线健康社区的关系网络，也不断满足自己的社交需求。移动社交网络时代，用户对于在线健康社区的需求不仅仅局限在获得知识，获得情感上的支持，而是具有与其他用户形成良好互动，进行知识交流等特征。因此，在线健康社区用户知识需求演化朝着高层次化方向发展。

**3. 群体化**

在线健康社区从本质上来说是网络社区，而网络社区最初建立的目的正是帮助用户与用户之间形成良好的关系。这种需求也成为用户的社交需求，为个体需求和群体需求之间架起了桥梁。另外，用户在社交需求中具有归属需求，这种归属使得用户努力寻找与自己知识偏好相同、经历相似的用户群体。加入到这个用户群体后，用户的知识交流行为表现得更加强烈，从而帮助用户构建更广泛的关系网络。例如，在线健康社区中的糖尿病圈、抑郁症圈、高血压圈等，用户可以在病友圈里交流、讨论、分享治疗经历。随着同一社群关系网络的不断发展壮大，用户逐渐拥有越来越多的共同需求元素，进而完成个体需求向群体需求的演化。另外，社区内的群体之间也会产生知识交流，促使知识需求元素的组合和集成，最终，群体需求演变为宏观层面的组织需求，从而实现在线健康社区运营的总体目标。因此，在线健康社区用户知识需求演化会沿着用户之间的社会网络向群体化方向演化。

## 四、在线健康社区用户知识需求模型

在线健康社区为用户利用互联网平台对健康或医疗信息进行知识共享、专家咨询和成员交流提供了一个开放、自由的生态圈。其中涵盖了用户的基本信息数据、知识交互过程数据、知识资源数据等海量资源，是对用户需求以及用户知识协同行为的表征。在线健康社区用户知识需求包含用户对知识资源的需求、知识服务的需求以及服务平台系统的需求。本书以糖尿病论坛"甜蜜家园"为例，通过明确画像构建目标、采集知识交互过程大数据、设计标签体系和输出画像服务四个层次来构建用户画像，精准分析用户的健康知识需求、情感表达特征和健康主题特征，最终将用户分成焦虑型用户群体、祈祷型用户群体、乐观型用户群体和悲哀型用户群体。其中祈祷型用户重要标签为正向情感、关注糖尿病基础知识、低活跃度和中产量用户生成内容；焦虑型用户重要标签为负向情感、关注糖尿病治疗措施、高活跃度和高产量用户生成内容；乐观型用户重要标签为正向情感、关注糖尿病基础知识、低活跃度和低产量用户生成内容；悲哀型用户重要标签为负向情感、关注糖尿病症状情况、低活跃度和低产量用户生成内容。然后，依据用户标签和服务能力评价对不同用户群体进行知识需求层次分析。用户知识需求层次经历了潜在知识层次需求、认知层次知识需求、表达层次知识需求以及个性化知识需求的动态演化过程。在定位用户知识需求时，最关键也是最难的点在于用户需求并非一成不变，而是受用户认知、交互行为、任务驱动、社群关系等因素的影响呈现出不断演化的趋势，这种演化有一定规律可循，大致方向为需求表达逐渐清晰、需求内容更加多样和深入、需求网络呈现社群特征。当用户知识需求层次出现一部分个性化知识需求时，逐渐达到知识需求的最高层次，在接受基础知识服务的基础上对服务形式提出更高要求。在线健康社区用户知识模型如图4.4所示。该模型细致地呈现了用户需求定位—需求演化—需求内容的过程，主要回答了如何了解用户知识需求，用户需求呈现什么状态，用户具体有什么需求三个问题。

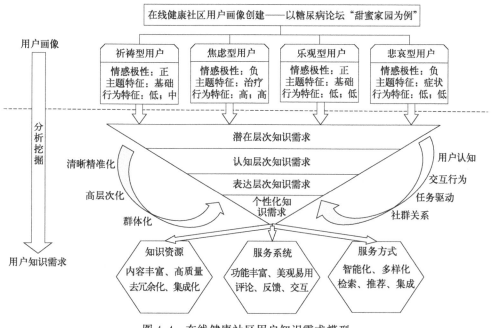

图 4.4 在线健康社区用户知识需求模型

第五章
# 基于主题生成的在线健康
# 社区知识聚合及推荐服务

在线健康社区对于知识内容管理还未成熟，社区内用户生成的知识内容呈现知识点分散的现象，导致同一话题下的知识内容无法聚焦。同时社区发布的大量与健康相关的信息或知识，给用户选择和使用体验带来困扰，出现信息冗余和知识过载等问题。因此，如何针对用户健康知识需求挖掘在线健康社区内的知识主题，帮助用户快速获取有价值的健康知识关键词，实现知识资源的检索、导航和推荐，成为当前在线健康社区开展知识服务面临的主要问题。本章提出基于 BiLSTM-CNN-CRF 神经网络模型与 LDA 主题模型融合的知识主题获取方法，在对在线健康社区用户生成内容进行分析对比下，利用优化的 BIRCH 聚类算法实现知识主题的聚合，并通过主题之间的内在的关联和语义关联关系进行知识资源的导航和推荐，构建在线健康社区知识推荐服务模式。

## 第一节　在线健康社区用户生成内容主题生成的概念 及意义 ▶▶

### 一、用户生成内容的概念和特点

#### 1. 用户生成内容的概念

虚拟社会是随着网络的发展以及网络与社会的相互作用而出现的一个新概念，是对应于现实社会的，并与现实社会生活系统有着较大区别的一个系统，在线社区是现有虚拟社会的一种表现形态，用户交互是在社交媒体这样的在线社区中进行的。随着互联网技术的发展，用户不再是被动地接受各种信息和知识的受众，而是逐渐向主动创造信息方向发展，主动生产问题、参与评论和转发、自由点赞与关注收藏，在交互过程中，人们的信息身份是不断转变的，既是信息知识的受众，也是生产信息的创造者，还是信息知识的搬运者。在在线社区中用户主动创造的信息内容就是用户生成内容（User Generated Content，UGC），用户生成内容又被称为用户创造内容。UGC最早起源于互联网领域，即用户将自己原创的内容通过互联网平台进行展示或者提供给其他用户。在越来越开放的网络环境下，这种提倡用户参与其中的模式很快得到了网民的青睐，不仅仅可以查找网站本身的内容而且可以参与网页内容的补充中，自己创造内容提供给其他用户浏览或评论，用户由原先的以下载为主变成下载和上传并重。从2005年起，伴随着视频分享网站YouTube的诞生，UGC模式迅速兴起发展，学界对UGC的研究与探讨从未停止，研究成果亦颇有价值，但是用户生成内容至今尚未有一个统一的定义。用户生成内容的研究已是学术界的一个热点主题，主要理论研究涵盖用户生成内容概念研究、用户生成内容类型研究、用户生成内容动机研究、用户生成内容质量研究、用户生成内容引发的相关法律研究、用户生成内容数据挖掘研究。主要应用研究有用户生成内容在教育中的应用、用户生成内容在地理定位中的应用、用户生成内容在电子商务中的应用、用户生成内容在民主政治中的应用、用户生成内容在网络游戏中的应用、用户生成内容在图书馆、博物馆中的应用，可以看出，学者们对用户生成内容非常重视，研究视角广泛，研究内容多样，研究成果渗透到较多领域，UGC在未来的互联网空间领域还有巨大的开发潜力。

**2. 用户生成内容的特点**

通过梳理以往的研究成果，学者们在总结用户生成内容特征时往往根据情境的不同，提炼用户生成内容的不同特征。本书结合虚拟健康社区的特点，认为在线健康社区用户生成内容有以下特点：①内容个性化。个性化是用户生成内容的本质特征，在线健康社区是开放自由的，用户生成内容就是用户自己发表的言论，每个人的语言特点，语言风格，用语习惯都是不一样的，因此不同用户的言论都有自身独有的特点，个性化程度较高。②内容质量高低不一。用户的职业、年龄、受教育程度的不同会影响用户生成内容的质量，有的人会认真交流心得，探讨专业问题，了解并使用专业术语，而有些用户只是简单随意地发表想法，甚至还有带着一定目的而来的人员在在线健康社区平台发布广告。由此可见，在线健康社区用户生成内容因为用户之间的差异造成了内容质量的高低不一。③文本非结构化。用户生成内容最大的一个特点就是由用户自身发表的，口头表达主要思想，不需要考虑逻辑是否合理、格式框架是否正确，语义语序是否有问题，语言风格口语化，没有固定的模板和要求，因此用户生成内容数据呈现非结构化特点，表现形式风格各异。

## 二、在线健康社区用户生成内容主题生成的概念

主题是介于篇章与段落之间的一个语言单位，能表达一个相对独立的意义和话题，自然语言处理中所有的文章都是以电子文本的形式存放，每个文本通常包含若干个主题。主题生成也称为关键词生成、中心词提取、主题识别等，是自然语言处理领域中重要的研究方向，它是通过数据挖掘技术从海量文本中提取出文本主题的、凝练文本内容的过程，从而帮助用户在大规模数据中快速准确地找到自己感兴趣的信息[173]。借鉴上述定义，在线健康社区用户生成内容主题生成是通过文本挖掘、机器学习等技术实现对海量文本关键知识内容的提炼及关联知识挖掘，自动化地生成文本知识主题，帮助用户可以更加有效地将自身需求与相关医疗知识结合。同时，在线健康社区知识主题生成可以作为用户生成内容的文本分类、聚类、摘要生成的基础，通过知识主题分析，验证了在线健康社区后续知识聚合过程的必要性，为在线健康社区知识聚合服务提供了有效的底层知识单元基础。

在线健康社区用户生成内容主题生成的一般过程是先进行数据采集与预处理，然后是进行实体识别模型构建，最后进行文本主题生成。在命名实体识别方面，本研究引入 BiLSTM-CRF 模型对在线健康社区用户生成内容进行实体识别，并在此任务中加入细分实体，提高实体识别的效果。在主题生成方面，本研究通过 LDA 主题建模挖掘获取在线健康社区用户生成内容的主题。

## 三、在线健康社区用户生成内容主题生成的意义

在线健康社区知识资源不仅包含了特定类型的疾病知识，如抑郁症、高血压、宫颈癌等，也包含了健康科普知识，内容不仅涉及疾病预防与治疗，还包括饮食、运动、急救、政策法规、习惯等与生活密切相关的主题。面对庞杂且分布广泛的知识点，用户根据关键词检索很难从在线健康社区中精准定位用户想要的健康知识内容，导致用户获取知识的过程变得复杂而缓慢。因此，在线健康社区用户生成内容主题生成具有重要作用和意义。

首先，在线健康社区用户生成内容的主题生成与聚合能够帮助用户快速聚焦在线健康社区用户生成内容的关键知识与中心思想。目前，大多数在线健康社区提供的关键词检索服务返回的结果通常是文档全文中包含了相应关键词的链接，提供的服务内容与用户知识需求大相径庭。同时，健康科普知识的关键词包含了很多常用词汇，导致很多检索到的文档与检索词主题无关，增加了用户辨析健康信息的时间成本。在线健康社区用户生成内容的主题生成与聚合以挖掘文本主题作为标签，能够正确、全面地表示文本知识内容主旨，跟踪解决用户关注的重点健康医疗问题。

其次，在线健康社区用户生成内容的主题生成与聚合能够帮助用户梳理相关知识主题，快速掌握专业领域的整体知识结构，为用户提供个性化、智能化的知识服务。在线健康社区用户生成内容的主题生成与聚合通过主题语义识别模型挖掘相关

医疗领域的健康知识主题，形成领域内的关联知识体系，从总体上把握知识主题关键内容，从细节上辨析知识单元之间的联系。在线健康社区根据用户的知识需求特征主动呈现相关联的知识主题，从而帮助用户展开由点到面的知识拓展。

另外，在线健康社区知识主题生成可以作为用户生成内容的文本分类、聚类、摘要生成的基础，能够为在线健康社区知识组织与服务、知识检索、知识追踪、知识地图、前沿资讯等新兴的智能服务提供强有力的支撑，具有一定的商业价值。例如在在线健康社区根据用户健康知识需求个性化推送相关的专业医院及医生、健康科普知识保健课程等内容，一方面方便用户进行知识拓展，赋予用户掌控自身健康状况的能力；另一方面对付费课程、健康服务结合保险业务、在线问诊以及直播义诊等进行商业推广，形成互利共赢的局面。因此，从商业应用角度，在线健康社区用户生成内容的主题生成与聚合具有一定的研究意义和价值。

# 第二节　在线健康社区用户生成内容主题生成及聚合方法 ▸▸

## 一、　Word2vec 词向量模型

在自然语言处理中，单词或短语通常被表示为离散的符号，这使得它们难以用于机器学习算法，因此需要对数据进行编码，将非结构数据转化为计算机能处理的结构化数据。Word Embedding 是一种将文本数据映射到向量空间中的技术，它可以将单词或短语表示为向量，从而使它们可以更好地用于机器学习算法。Word Embedding 的基本思想是将每个单词或短语映射到一个固定长度的向量中。这些向量通常有 100～300 个元素，每个元素代表单词的某个特征。一个单词的向量可能包括其在语料库中的出现频率、词性、相关性等特征。通过将单词转换为向量，我们可以使用数学运算（如欧式距离、余弦距离等）来比较和操作单词，计算单词之间的相似度。

Word Embedding 有许多不同的算法，其中最常用的是 Word2Vec 算法。Word2Vec 算法由谷歌的 Mikolov 于 2013 年提出，该算法一经发布就被广泛应用于各种文本挖掘任务中，宣告了深度学习向自然语言处理领域的进军，极大地促进了自然语言处理领域的发展。Word2Vec 算法有两种不同的模型：连续词袋模型（Continous Bag of Words Model，CBOW）和跳跃元文法模型（Skip-Gram），其网络结构如图 5.1 所示。

由图 5.1 可知，CBOW 模型原理是通过给出目标词语前后位置上的若干个词语（$t-1$，$t+1$）可以实现对中间词语出现概率的预测，采用的是三层神经网络结构，即输入层，隐藏层和输出层（softmax 层），训练的输入是某一个特征词的上下文相关的词对应的词向量，而输出就是这特定的一个词的词向量。CBOW 模型

之所以称之为连续词袋模型，是因为在每个窗口内它并不考虑词序信息，而是直接将上下文的词向量相加。与 CBOW 模型不同，Skip-Gram 模型则是通过查看所有语料的词作为中心词时，该中心词与上下文的 $2t$ 个词语的所有共现情况，从而得到要逼近的中心词与上下文对应关系的条件概率分布。如图 5.1 所示，Skip-Gram 模型同样包含三层神经网络结构，$w(t)$ 为输入词，在已知词 $w(t)$ 的前提下预测词 $w(t)$ 的上下文 $w(t-n)$……、$w(t-2)$、$w(t-1)$、$w(t+1)$、$w(t+2)$ ……、$w(t+n)$。

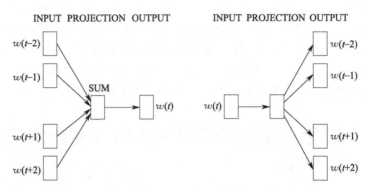

图 5.1　CBOW（左）和 Skip-Gram（右）模型层次图

CBOW 模型对于很多分布式信息进行了平滑处理，例如将一整段上下文信息视为一个单一观察量。很多情况下，对于小型的数据集，这一处理是有帮助的。相形之下，Skip-Gram 模型将每个"上下文—目标词汇"的组合视为一个新观察量，这种做法在大型数据集中会更为有效，通常比 CBOW 模型效果更好。鉴于此，本书选用 Skip-Gram 进行词向量训练。

## 二、 BiLSTM-CRF 中文分词标注模型

分词技术属于自然语言理解技术的范畴，是语义理解的首要环节，它是能将语句中的词语正确切分开的一种技术。由于中文本身的复杂性及其书写习惯，比如英文单词之间存在空格、中文文本之间不存在分隔符等，使得中文分词技术成为了分词技术中的难点。因此，中文文本处理的第一步即是对文本进行分词标注，在主题模型的获取过程中，数据预处理过程的分词标注直接影响生成主题的效果。目前的中文分词算法主要分为基于规则的分词方法、基于统计的分词方法和基于理解的分词方法这三大类。

基于规则的分词方法是指按照一定的策略将待分析的文字串与一个"充分大的机器词典"中的词条进行匹配，若在词典中找到某个字符串，则匹配成功，即通过查找词典中最匹配的词条进行分词。该方法有三要素，即分词词典、文本扫描顺序和匹配大小。按照扫描方向的不同，该方法可以分为正向匹配、逆向匹配和双向匹配；按照长度的不同，可以分为最大匹配、最小匹配和逐词匹配等。该算法的优点

是简单高效，但缺点是对于未登录词的处理能力较弱，缺乏自学习的智能性；存在交集型和组合型歧义切分问题。

基于统计的分词算法是指通过分析文本中的词频、词性、语义等信息，建立统计语言模型，然后根据模型进行分词。常用的方法模型有 N 元文法模型（N-gram）、隐马尔可夫模型（Hidden Markov Model，HMM）、最大熵模型（ME）、条件随机场（Conditional Randow Fields，CRF）等。基于统计的分词算法的核心思想是依据字与字相邻出现的频率能较好地反映成词的可信度，当可信度高于某一阈值时，便可以认为此自组可能构成了一个词，因此，又称之为无字典分词。该算法的优点是能够处理未登录词，但缺点是计算复杂度高；对常用词的识别精度不够[180]。因此，在实际运用过程中，通常会结合基于规则的分词方法，不仅发挥词典匹配速度快、效率高的优势，又结合无词典分词能够结合上下文识别、自动消除歧义的优势。

基于理解的分词算法是指通过人工智能、机器学习来使计算机模拟人对句子的理解，达到识别词的效果。该算法的优点是能够处理复杂的语言现象，但缺点是训练时间较长，需要大量的语料库。其基本思想就是在分词的同时进行句法、语义分析，利用句法信息和语义信息来对文本进行分词。通常包括三个部分：分词子系统、句法语义子系统和总控系统。在总控部分的协调下，分词子系统可以获得有关词、句子等的句法和语义信息，来对分词歧义进行判断，模拟人对句子的理解过程。目前基于理解的分词方法主要有专家系统分词法和神经网络分词法。专家系统分词法是指从专家系统角度把分词的知识从实现分词过程的推理机中独立出来，使知识库的维护和推理机的实现互不干扰，从而使知识库易于维护和管理，其中，分词知识一般包括常识性分词知识和消除歧义切分的启发性知识[181]。神经网络分词法是指计算机模拟人脑并行、分布处理和建立数值计算模型将分词知识以分散隐式的方法存入神经网络内部，通过自学习和训练修改内部权值，以达到正确的分词结果，最后给出神经网络最优分词结果。

相较于词典方法和规则的方法，机器学习不需要大量依赖词典和表达式，对大规模自由文档实体识别的准确性上会有更好结果。随着机器学习的深入研究，人们发现双向长短记忆神经网络加条件随机场模型（BiLSTM-CRF）在食品安全、理论术语、电子病历等通用领域的不同实体标注和抽取任务中，能达到或接近最佳水平。因此，针对在线健康社区数据量大、规范性差、数据稀疏等特性，本研究尝试综合利用双向长短记忆神经网络（BiLSTM）和条件随机场（CRF）等深度学习模型对在线健康社区用户生成内容进行分词标注。BiLSTM-CRF 模型是在 LSTM、BiLSTM、LSTM-CRF 等模型的基础上发展起来的。

分析在线健康社区用户生成内容文本特点发现，用户除了对疾病（Disease）、症状（Symptom）、治疗（Treatment）和检查（Check）比较关注外，还对由疾病引起的并发症（Complication）、饮食（Diet）、药物（Medicine）和身体部位

（Body）比较感兴趣，比如很多糖尿病患者会关心"糖尿病会造成视物模糊吗""糖尿病患者在饮食上需要注意什么""糖尿病患者吃他汀类药物，有什么注意事项"等问题，因此，本书标注的实体类别在参考杨锦峰等人提出的疾病（Disease）、症状（Symptom）、检查（Check）和治疗（Treatment）的基础上，再加上并发症（Complication）、饮食（Diet）、药物（Medicine）和身体部位（Body）。其中并发症（Complication）和药物（Medicine）分别作为疾病（Disease）和治疗（Treatment）的补充细分子类，身体部位（Body）为提高症状（Symptom）识别的细分子类。具体的命名实体类别细分如表 5.1。

表 5.1　命名实体类别

| 序号 | 实体类别 | 类别定义 |
|---|---|---|
| 1 | 疾病（Disease） | ICD-10（国际疾病分类）和百度名医中定义的疾病术语 |
| 2 | 症状（Symptom） | 由于疾病引起的不适的表现或异常的表现 |
| 3 | 治疗（Treatment） | 给患者提供的缓解症状或干预疾病的措施和手段 |
| 4 | 检查（Check） | 用于确认症状或疾病而采取的医疗检测方法 |
| 5 | 并发症（Complication） | 由相关疾病引起的转移性疾病 |
| 6 | 饮食（Diet） | 在治疗前、治疗中以及治疗后阶段宜食及忌食的食品 |
| 7 | 药物（Medicine） | 用于治疗疾病或症状的处方药或中药 |
| 8 | 身体部位（Body） | 发生疾病或症状的身体组织和部位 |

基于 BiLSTM-CRF 的在线健康社区用户生成内容中文文本分词标注模型主要由 Embedding 层，BiLSTM 层和 CRF 层组成，结构图如图 5.2 所示。由图可知，在 Embedding 层之前需要对句子进行切词分词及去除停用词处理，然后将处理后的结果通过 Skip-gram 模型训练成可供计算机识别操作的向量，接着并行输入到 BiLSTM 层进行特征抽取，将输出的向量进行拼接后形成向量特征，最后接入

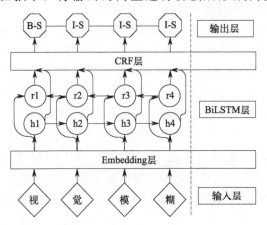

图 5.2　基于 BiLSTM-CRF 的中文文本分词标注模型

CRF 层计算序列标注数据的概率，优化输出最终分词结果。为了提高模型的泛化能力，在 Embedding 层和 BiLSTM 层之间加入了 droupout 层。

如图 5.2 所示，BiLSTM 层包含两个相反方向的 LSTM，分别为前向的 LSTM $(\vec{h1}, \vec{h2}, \vec{h3}, \vec{h4})$ 和后向的 LSTM $(\vec{r4}, \vec{r3}, \vec{r2}, \vec{r1})$ 前向收集过往信息，后向利用未来信息，通过前向和后向的运算，各自输入结果后再进行拼接，然后将拼接结果输入 CRF 层中进行序列运算。

条件随机场（Conditional Random Field，CRF）是基于序列标注的模型，主要用来求给定序列的输出序列概率。在文本分词标注中的应用主要是通过使用邻接标签信息来预测当前标签信息。当给定输入序列 $X = \{x_1, x_2, x_3, \cdots, x_n\}$，通过 CRF 模型训练后，可得出对应序列 $Y = \{y_1, y_2, y_3, \cdots, y_n\}$ 的概率 $p(y \mid x)$。计算公示如式(5.1) 和式(5.2)。

$$p(y \mid x) = \frac{1}{Z(x)} \exp \sum_{k=1}^{k} w_k f_k(y, x) \tag{5.1}$$

$$Z(x) = \sum_y \exp \sum_{k=1}^{k} w_k f_k(y, x) \tag{5.2}$$

式中，$Z(x)$ 为归一化因子；$w_k$ 为相应函数的权重值；$f_k(y, x)$ 表示输入序列 $X$ 的转悠概率，也称为状态特征。CRF 能将神经网络模型的学习提升到句子层面，将输入和输出相关联，以追求更高的标签精度。通过优化算法，计算模型得分最大值，得到最优化输出。

CRF 的引入实质上是为了帮助神经网络模型解决联合标注问题，避免 BiLSTM 层输出的结构错误，有效地限制输出的序列位置。其标准的解决方式是采用 {B, I, O} 标注体系，对医疗文本进行人工标注，具体格式为 B-X、I-X 和 O。B 代表实体开始，I 代表实体中间或结束部分，O 代表非实体，X 代表命名实体的类别，见表 5.1，分别为 Disease、Symptom、Treatment、Check、Complication、Diet、Medicine、Body，代表疾病、症状、治疗、检查、并发症、食物、药物和身体部位。CRF 通过两两组合，将字词细分为不同实体类型加标签的角色，实现实体识别的有效输出。例如，对于语句"我有点发热，浑身无力，是感冒了吗?"，标注为 { O，O，O，B-Symptom，I-Symptom，O，B-Symptom，I-Symptom，I-Symptom，I-Symptom，O，O，B-Disease，I-Disease，O，O，O}，其中，语句中包含的标点符号作为非实体，标注为"O"。

## 三、 LDA 主题概率模型

主题模型（Topic Model）是机器学习领域一种以非监督学习方式和概率统计模型对文本潜在语义结构进行挖掘和聚类的方法，在自然语言处理、信息检索和文本内容挖掘等领域有广泛应用。主题模型最早可追溯到潜在语义分析（latent semantic analysis，LSA)[174]，LSA 应用奇异值分解来实现从词项空间到语义空间的映射。概率潜在语义索引（probabilistic latent semantic Indexing，PLSA）[175]是在 LSA 的基础上加以概率化，是建立在向量空间模型基础上的文本生成模型，即通过概率统计模型来模拟文本中词语的生成过程，并对其生成过程给出了清晰的概率解释。PLSA 的概率图计算流程如图 5.3 所示。

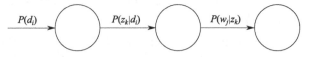

图 5.3　PLSA 概率图计算流程图

图中，$d$ 为文档；$z$ 为主题；$w$ 为词语。大致的计算流程为：首先通过文档的概率分布 $P(d_i)$ 构造文档 $d_i$；使用 $P(z_k|d_i)$ 选取主题 $z_k$；最后以 $P(w_j|z_k)$ 选取合适的词语 $w_j$。PLSA 中能够观测到的数据只有文档和词语，建立文档和词语的联合概率分布可以分布表示为式（5.3）和式（5.4）。

$$p(d_i, w_j) = p(d_i)p(w_j|d_i) \tag{5.3}$$

$$p(w_j|d_i) = \sum_1^k p(w_j|z_k)p(z_k|d_i) \tag{5.4}$$

假设隐含变量 $z$ 使得 $d$ 和 $w$ 独立，即条件分布 $P(w_j|d_i)$ 可以看成 $k$ 个条件分布 $P(w_j|z_k)$ 的凸组合，通过找出条件分布 $P(w_j|z_k)$ 使得文本中特定词的分布可以通过此凸组合近似表示。PLSA 虽然定义了其概率模型，每个变量以及相关概率分布都具有明确的物理解释，但在文档层面上无法提供合适的概率模型，同时需要反复迭代优化过程，计算量大。

鉴于此，潜在狄利克雷分布主题概率模型（Latent Dirichlet Allocation，LDA）在 PLSA 基础上提出。在 LDA 主题概率模型中，假设文档集中存在 $K$ 个潜在主题，主题被表达为词项的概率分布，而文档被表达为主题的概率分布，以词袋表示每篇文档。Griffiths 等人又给文档—主题分布和主题—词汇分布加入了先验分布，通过 $K$ 维随机变量表示文档的主题分布，模拟文档的生成过程[176]。完整的文档生成模型如图 5.4 所示。

LDA 主题概率模型是典型的参数贝叶斯模型，主要根据词项在文档中出现的频率，抽取出语义相关的主题集合，从而挖掘文档集的潜在主题。现有文献中所提到的主流主题模型一般是指 LDA 及其衍生模型，如多项回归主题模型（Dirichlet-multinomial Regression，DMR）[177]、词对主题模型（Biterm Topic Model，BTM）[178] 等。尽管 LDA 模型在概率分布的物理解释上不够直观，但 LDA 具有其独特优势：①能够处理较海量的非结构化文本，对于大量数据的文本有较好的处理能力。②泛化能力好，可依据不同的实际需要应用到各领域。③扩展性好[179]。可结合大数据扩展到社会网络分析、情感分析方面。鉴于此，本书选取 LDA 作为下文研究的主题生成模型，完成在线健康社区用户生成内容的主题分析研究。

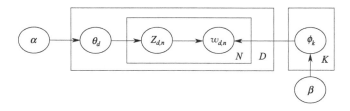

图 5.4   LDA 主题概率模型的模型图

图中，$z$ 为主题变量，$w$ 为词变量，$d$ 为文档变量；$N$ 为文档中词汇数量，$D$ 为文档集中的文档数量，$K$ 为主题数量，$\theta$ 为文档—主题分布，$\alpha$ 是 $\theta$ 的超参数，$\varphi$ 为主题—词汇分布，$\beta$ 是 $\varphi$ 的超参数。大致的文档生成流程：首先，根据 $\varphi$ 对主题进行抽样，$\varphi_k \sim \mathrm{Dir}(\beta)$；然后，选择一篇文档 $d$，$d \sim P(d)$；最后，根据 $\theta_d$ 对主题分布进行抽样，$\theta_d \sim \mathrm{Dir}(\alpha)$

LDA 主题模型中包含的主要数学理论有：贝叶斯理论、狄利克雷分布、吉布斯抽样等。LDA 模型中的主题、文本集和词汇之间的关系表示为式(5.5)：

$$p(w|d) = p(w|t) * p(t|d) \tag{5.5}$$

式中，$d$ 为文本集合，$t$ 为主题集合，$w$ 为文档中的词汇。$p(w|d)$ 表示词汇在文本中出现的概率，$p(t|d)$ 表示主题 $t$ 在文本中出现的概率，$p(w|t)$ 表示在主题中词汇 $w$ 出现的概率。可以发现，主题 $t$ 处于文本集与词汇之间，主题与主题词之间的关系由计算文本集中每个词出现的概率而确定。

LDA 模型中的主题与文本集、主题与主题词之间满足多项式分布，该多项式分布可以用狄利克雷分布表示，其概率密度函数可以表示为式(5.6)，$\alpha$ 为多项式分布的参数，$a_k$ 是主题的概率分布。

$$\mathrm{Dir}(\overrightarrow{p} | \overrightarrow{a}) = \frac{r\left(\sum_{k=1}^{k} a_k\right)}{\prod_{k=1}^{k} r(a_k)} \prod_{k=1}^{k} p_k^{a_k - 1} \tag{5.6}$$

## 四、 BIRCH 聚类算法

利用层次方法的平衡迭代规约和聚类（Balanced Iterative Reducing and Clustering Using Hierarchies，BIRCH）算法是由 Tian Zhang[183] 于 1996 年首次提出，利用层次方法来聚类和规约数据，目的是在不牺牲聚类质量的前提下，减少大数据聚类问题的计算复杂性。因此，BIRCH 算法利用了一种树结构来实现快速聚类，这种树结构类似于平衡 B+树，被称为聚类特征树（Clustering Feature Tree，CF Tree），树上的每一个节点都由若干个聚类特征（Clustering Feature，CF）组成，其中，最底层的节点被称为叶节点。每一个节点都包含一定数量的簇特征（CF 向量）。

聚类特征 CF 定义如下：每一个 CF 是一个三元组，用 $(N, \mathrm{LS}, \mathrm{SS})$ 表示。其

中 $N$ 代表这个 CF 中拥有的样本点的数量；LS 代表这个 CF 中拥有的样本点各特征维度的和向量，SS 代表这个 CF 中拥有的样本点各特征维度的平方和。从 CF 定义中可以看出，CF 具有满足线性关系的性质，也就是 $CF_1 + CF_2 = (N_1 + N_2, LS_1 + LS_2, SS_1 + SS_2)$。因此，在 CF Tree 中每个父节点中的 CF 节点的三元组的值等于这个 CF 节点所指向的所有子节点的三元组之和，如图 5.5 所示，分支因子 $B$ 代表每个内部节点的最大 CF 数；叶节点因子 $L$ 代表每个叶子节点的最大 CF 数；阈值 $T$ 代表叶节点每个 CF 的最大样本半径阈值，从而限定了 CF Tree 子簇的规模，使得 CF Tree 可以适应当前内存的大小。从图中可知，限定了 $B=7$，$L=5$，也就是说内部节点最多有 7 个 CF，而叶子节点最多有 5 个 CF。另外，根节点上 $CF_1$ 的三元组的值可以从它指向的 6 个子节点（$CF_7$—$CF_{12}$）的值相加得到，这样在更新 CF Tree 的时候会更加高效。

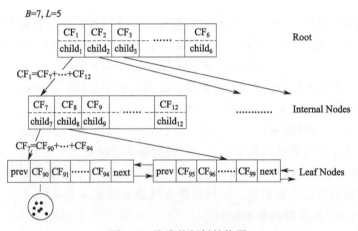

图 5.5　聚类特征树结构图

CF Tree 生成的大致流程分成以下几个阶段：第一，设置参数，即内部节点的最大 CF 数 $B$，叶子节点的最大 CF 数 $L$，叶节点每个 CF 的最大样本半径阈值 $T$。第二，从根节点向下寻找和新样本距离最近的叶子节点和叶子节点里最近的 CF 节点。第三，如果新样本加入后，这个 CF 节点对应的超球体半径仍然满足小于阈值 $T$，则更新路径上所有的 CF 三元组，插入结束。否则转入第四。第四，如果当前叶子节点的 CF 节点个数小于阈值 $L$，则创建一个新的 CF 节点，放入新样本，将新的 CF 节点放入这个叶子节点，更新路径上所有的 CF 三元组，插入结束。否则转入第五。第五，将当前叶子节点划分为两个新叶子节点，选择旧叶子节点中所有 CF 元组里超球体距离最远的两个 CF 元组，分布作为两个新叶子节点的第一个 CF 节点。将其他元组和新样本元组按照距离远近原则放入对应的叶子节点。依次向上检查父节点是否也要分裂，如果需要按和叶子节点分裂方式相同。简而言之，BIRCH 算法的主要过程就是建立 CF Tree 的过程。将所有的训练集样本建立了 CF Tree，一个基本的 BIRCH 算法就完成了，对应的输出就是若干个 CF 节点，每个节点里的样本点就是一个聚类的簇。

BIRCH 算法在推荐系统、社交网络分析、金融风控以及医疗研究等多个领域有广泛应用，如医疗领域中在基因序列、疾病发展等方面的分群研究；金融风控中异常交易行为或欺诈行为的检测。BIRCH 算法的主要优点包括占用内存低、聚类速度快和识别噪音点三个方面。①占用内存低。所有的样本都在磁盘上，CF Tree 仅仅存了 CF 节点和对应的指针。②聚类速度快。只需要一遍扫描训练集就可以建立 CF Tree，而且 CF Tree 的增加、删除以及修改都很快。③识别噪音点。可以对数据集进行初步分类的预处理。BIRCH 算法的主要缺点如下：①每个节点的 CF 个数有限制，导致聚类的结果可能和真实的类别分布不同。②聚类结果受到数据点的插入顺序影响，本来距离相近的几个点可能由于插入的顺序相差很大而被分到不同的簇中[184]。

鉴于上述分析，为了优化 BIRCH 算法，本书针对在线健康社区知识主题聚类过程中引入 K-Means 算法，应用 K-Means 算法可以对所有的 CF 元组进行聚类，得到一棵比较好的 CF Tree，这样可以消除由于数据点插入顺序导致的不合理的树结构，以及一些由于节点 CF 个数限制导致的树结构分裂。另外，利用所有 CF 节点的质心作为初始质心点，对所有的样本点按距离远近进行聚类，这样可以减少由于 CF Tree 的一些限制导致的聚类不合理现象。经过优化后的 BIRCH 算法可以得到更好的聚类结果。

# 第三节  在线健康社区用户生成内容主题生成及聚合实现 ▶▶

## 一、主题生成及聚合过程

在线健康社区用户生成内容主题生成及聚合过程是依据知识资源的主题共现情况，计算知识主题之间的相似度，相似度较大的知识主题聚集在一起形成簇。整个用户生成内容主题生成及聚合过程分为数据采集与预处理、词向量生成、文本分词标注、知识主题生成、种子节点选取、结合用户知识需求特征计算数据点距离聚类簇的中心距离、聚类优化形成聚类结果、聚类结果可视化等阶段，如图 5.6 所示。

### 1. 数据采集与预处理

可以通过利用 Python 或八爪鱼设计爬虫来抓取在线健康社区用户生成内容。采集信息包括用户名、性别、年龄、提问时间、问题标题、病情描述以及医生回复等信息。为了形成统一规范的数据集，需要对采集到的数据进行预处理，将用户病情描述和对应的医生回复拼接成一条数据，同时在拼接数据前面依次接入用户性别和年龄作为储备数据，最终形成的统一规范数据集格式为｛性别＋年龄＋病情描述＋医生回复｝。

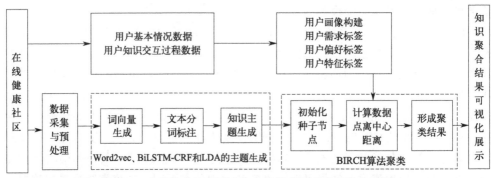

图 5.6　在线健康社区用户生成内容主题生成及聚合过程

**2. 知识主题生成**

在线健康社区用户生成内容没有固定格式和结构，更加没有标注的文本资源标签和索引目录。因此，为了更好地实现知识聚合，需要首先抽取主题词作为知识资源标签和索引标识。运用前文介绍的融合 Word2vec 词向量模型、BiLSTM-CRF 中文分词标注模型以及 LDA 主题概率模型来实现在线健康社区用户生成内容的知识主题自动生成，生成主题的数量一般介于 3～10 个之间。

**3. 知识主题聚类**

为了实现面向在线健康社区用户知识需求的知识资源聚合，在利用前文介绍的BIRCH 算法聚类过程中需结合用户知识需求特征选取聚类中心点，然后运用K-means 进行聚类分析，寻找初始聚类种子节点。最后，分别计算其他数据集知识资源标签与初始种子节点聚类中心之间的距离，从而形成在线健康社区用户生成内容知识资源聚类簇，揭示知识资源单元之间的关联关系和归属主题。

**4. 知识资源聚合结果可视化**

为方便用户快速接受，提高知识服务能力，运用可视化技术将每个聚类簇输出。词云图技术能将文本中的关键词按出现频率的高低用不同的字体和颜色来表示文本数据不同级别关键词的显著性，让浏览者一眼便抓住文本的主旨内容[185]。因此，选用词云图按照知识资源主题重要程度进行字体大小划分，实现聚类结果的可视化展示和输出。

本书采用基于主题生成的聚类分析方法实现在线健康社区用户生成内容知识资源聚合，通过主题聚类将知识映射到对应的知识主题，实现关联知识主题的聚合，方便用户通过搜索知识主题获得与主题相关的一切知识资源。

## 二、实证研究——以糖尿病论坛"甜蜜家园"为例

**1. 数据采集与预处理**

实验基于 Windows10 系统，Python3.7 语言进行操作处理，并在 Tensor-flow1.14 深度学习框架下进行建模。数据主要来源于糖尿病论坛"甜蜜家园"，使

用 Python 爬取"糖尿病论坛"相关数据（爬取时间为 2023 年 11 月 25 日），总样本为 2022 年 12 月至 2023 年 11 月有回复的主题帖，涉及用户 7114 人，总计发帖量 12112 条。经过清洗去重等预处理操作后，保留了 10135 条有效文本（即 10135 条提问和 10135 条回复）

**2. 知识主题生成**

主题知识生成分为词向量生成、文本分词标注和知识主题生成三个阶段。①词向量生成，在进行主题生成之前，需要对数据进行词向量训练，为 Embedding 层提供依据。首先，利用 jieba 分词工具对有效文本进行切词分词，接着，利用哈尔滨工业大学停用词表对分词后的数据去除停用词，最后，将处理好的数据利用 gensim 中的开源工具 Word2vec 进行词向量预训练，选择 Skip-gram 方法，参数设定如下：词向量的维度设置为 100，窗口大小为 5，训练次数为 40，其余参数默认。②文本分词标注。首先，在 10135 条有效数据中，从中随机选取 1000 条作为中文分词标注的实验数据，其中抽取 850 条为训练集，100 条为测试集，50 条为验证集，数据标注采用前文介绍的 BIO 标注法。然后，将实验数据导入文分词标注 BiLSTM-CRF 模型中进行运算，参数设置如下：模型隐藏节点为 100，词向量维度为 100，优化算法为 Adam，Dropout 为 0.5，学习率为 0.001，epoch 为 100，Batch size 为 20。对实验结果进行准确率、召回率和 F 值评价，发现细分后实体数据的准确率、召回率和 F 值都要高于未细分前的数据。因此，最后处理完后将 9135 条未标注

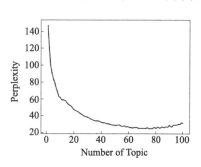

图 5.7  困惑度与主题数相关图

的语句导入模型进行中文分词标注，整理得到最终的分词标注列表。③知识主题生成。首先，将分词结果输入到 LDA 模型。为确保 LDA 主题数选取的可靠性，本书以困惑度系数为依据绘制困惑度与主题数的曲线图，选取该曲线图拐点处的主题数目作为实验主题数。困惑度是 LDA 模型主题数确定的有效方法，决定了 LDA 模型的主题分类结果质量[182]。根据计算得到困惑度与主题数相关图，如图 5.7 所示。可以看出，主题数选择 70 时，拟合效果较好。然后，在此基础上生成对应的主题模型，限于篇幅，本书仅选取前 5 个最相关主题与其中权重最重的六个主题词，生成的主题词表如表 5.2 所示。

表 5.2  主题词表

| 主题数 | 主题词 |
| --- | --- |
| Topic0 | 0.042 * "血糖水平" ＋ 0.040 * "血管" ＋ 0.028 * "肾病" ＋ 0.027 * "红细胞" ＋ 0.027 * "抗糖尿病" ＋ 0.024 * "胰岛素" |
| Topic1 | 0.059 * "视力改变" ＋ 0.048 * "血糖高" ＋ 0.046 * "多饮" ＋ 0.044 * "皮肤感染" ＋ 0.043 * "酮症" ＋ 0.034 * "高血脂" |

| 主题数 | 主题词 |
|---|---|
| Topic2 | 0.079 * "采血" + 0.043 * "血糖高" + 0.041 * "光电" + 0.028 * "血脂" + 0.025 * "代谢异常" + 0.024 * "消瘦" |
| Topic3 | 0.057 * "控制运动" + 0.036 * "二甲双胍" + 0.033 * "胰岛素" + 0.029 * "控制饮食" + 0.026 * "水果" + 0.023 * "抽脓" |
| Topic4 | 0.410 * "青光眼" + 0.322 * "白内障" + 0.022 * "低油低脂" + 0.018 * "避免肥胖" + 0.017 * "控制糖分" + 0.016 * "粗粮" |

**3. 知识资源主题聚类分析**

应用优化的 BIRCH 算法进行知识资源主题聚类时，首先结合用户的知识需求特征选取初始聚类中心点，采用 K-Means 算法对所有的 CF 元组进行聚类，寻找初始聚类种子节点，并生成所有 CF 节点的种子节点。然后，利用 CF Tree 的所有 CF 节点的种子节点，对所有的数据点按距离远近进行聚类。本书使用 Python 的 Scikit-learn 库来实现这一算法，通过对 $K$ 值、阈值以及分支因子等参数的调整优化，并结合 Calinski-Harabasz 评估各个参数组合的聚类效果，最终将参数设置如下：threshold，即叶节点每个 CF 的最大样本半径阈值 $T$，设置为 0.5；branching_factor，即 CF Tree 内部节点的最大 CF 数 $B$ 以及叶子节点的最大 CF 数 $L$，设置为 50；n_clusters，即类别数 $K$，设置为 4；compute_labels，即是否标注类别输出，设置为 True。聚类效果较为合理，最终生成在线健康社区用户生成内容知识主题聚类簇。可视化技术以图片等形式直观展现出来能够有效帮助用户快速抓取到核心点。通过 Python 的 wordcloud 包生成词云图对知识主题聚类结果进行可视化展示，字号越大越突出，表示该主题的重要程度越高。四个类簇的展示输出如图 5.8 所示。

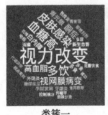 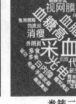 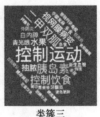 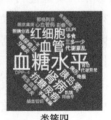

类簇一　　　　　　类簇二　　　　　　类簇三　　　　　　类簇四

图 5.8　知识主题聚类结果

如图 5.8 可知，聚类技术将糖尿病论坛"甜蜜家园"中相似度较高的提问数据聚合到一个簇。类簇一中关键词"视力改变""血糖高""皮肤感染""多饮"等词明显表达出了本簇知识主题来源于糖尿病症状，可以发现患者的身体部位预警、不同类型的症状特点、自我评估管理等方面知识。类簇二中关键词"采血""血糖高""光电""血脂"等词明显表达出了本簇知识主题来源于糖尿病检测措施，可以发现糖尿病检测名目、筛查指南、指标体系等方面知识。类簇三种中关键词"控制运动""二甲双胍""控制饮食""胰岛素"等词明显表达出了本簇知识主题来源于糖尿病治疗措施，可以发现糖尿病药物治疗、保健治疗、保健康复、情绪管理等方面知识。类簇四中关键词"血糖水平""血管""肾病""红细胞"等词明显表达出了本簇知识单元来源于糖尿病基本定义，可以发现糖尿病的科普知识、病史、并发症等方面知识。

　　基于上述知识主题聚合结果，可以进一步发现相关的知识以及知识之间的关联关系，运用知识关联关系进行知识推荐和导航服务。首先，知识主题聚类结果能够帮助用户快捷的发现和了解在线健康社区发布的糖尿病相关健康知识主题，协助用户查找与知识主题相关的内容，推荐相似的主题，从而实现知识主题推荐服务。其次，在线健康社区可以运用知识主题协助用户进行知识资源检索推荐和定位，帮助用户快速查找到相关知识单元内容，从而实现知识检索推荐服务。最后，本研究提出的基于优化的 BIRCH 算法能够实现面向知识需求的知识资源内容聚合，选取符合用户知识需求特征的初始聚类中心，从而为用户形成给个性化的知识主题聚类簇，实现个性化的知识服务。

# 第四节　基于主题聚类的在线健康社区知识推荐服务模式　▸▸

## 一、在线健康社区知识推荐服务概述

　　知识推荐服务是一种为用户提供定制化的知识内容的服务，往往通过分析用户的兴趣爱好、需求和相关信息，有针对性的推送相关的知识信息和解决方案，从而更好地满足用户的学习、工作或其他生活方面的知识需求。开展知识推荐服务的前提主要有两个，一是信息过载问题严重，而是用户表达的目的性不够强烈。而"互联网＋医疗"背景下用户知识需求发生了很大变化，大众健康意识和健康管理观念日益增强和进步，在线健康社区用户交流频繁而使信息呈现海量增长趋势，同时也带来了同质化信息严重、知识内容组织无序化、分散化等问题。在线健康社区需要依托用户生成内容寻找一种创新的知识服务模式来重新序化和组织知识资源，帮助用户查找、索引和推荐知识。经过调查研究，目前在线健康社区主要采用目录形式进行导航，通过热门置顶、内容更新顺序等方式进行知识资源推荐，没有实现主题化索引和导航，更没有实现基于用户健康需求的个性化知识推荐服务。同时，当前推荐技术较为完善，按照所使用的推荐算法不同，可将其划分为基于协同过滤的推荐、基于内容的推荐和混合式推荐三种类型[186]。三种类型的推荐算法各自都具有各自的特点，基于内容的推荐算法依靠用户提供创造的内容描述作推荐，基于协同过滤的推荐算法依托过去的表现和行为数据进行推荐，但当打分稀疏时，预测精度就会下降，因此，近年来使用混合算法推荐较多，应用比较广泛。由前文所述，用户生成内容主题生成能够凝练文本内容，代表知识主题含义，也能够实现知识资源的索引和导航。因此，运用主题语义关联结合混合式推荐算法可以实现个性化的健康知识资源推荐，这为在线健康社区知识资源聚合及服务提供了新视角。

基于知识聚合的在线健康社区知识推荐服务本质上是在线健康社区为满足用户个性化的健康知识需求，运用主题生成等知识聚合方法从在线健康社区用户生成内容中挖掘知识之间的关联，并组织和序化知识、推送相关知识资源给用户的服务方式。通过知识推荐服务，一方面减少用户再次浏览搜寻行为，帮助用户及时获取自己所需要的健康知识，增加用户获得感。另一方面，通过知识推荐服务，在线健康社区能够结合用户知识需求对知识资源进行关联挖掘和发现，可以进一步发现和创新知识，提高知识的利用率和效益。

## 二、基于主题生成的在线健康社区知识推荐服务要素分析

从知识服务视角看，知识推荐是确保知识服务体系有效性的重要环节。知识推荐服务强调个性化和专业性，服务过程强调知识的增值。在线健康社区知识推荐服务作为系统性知识服务过程，涵盖知识的生产、流转、推送等多个环节，离不开内外部环境因素的保障和支持。同时，知识推荐服务过程中精准匹配用户健康需求和知识资源，运用推荐服务技术，将聚合而成的知识资源内容推送给需要的用户。因此，基于知识聚合的在线健康社区知识推荐服务的构成要素应包括知识推荐服务主体、知识推荐服务客体、知识推荐服务环境、知识推荐服务内容以及知识推荐服务技术 5 个维度。

### 1. 知识推荐服务主体

在线健康社区知识推荐服务主体包括在线健康社区平台本身及其内部的管理和运营人员。在线健康社区作为知识推荐服务的主体为用户提供知识交流活动的平台和环境，通过配备具有专业知识背景的管理人员，建模用户知识需求，对知识服务体系进行设计架构，对社区内容进行整合处理、分析与推送，为知识推荐服务的客体提供专业化的服务。不同在线健康社区的知识资源类型和特征各有各样，推荐所应用的方法有以协同过滤和机器学习为基础的推荐、以深度学习为基础的推荐以及以知识图谱为基础的推荐。因此，平台的管理和运营人员应充分理解用户需求的前提下，结合自身平台的知识特点，设计相匹配的知识推荐方式，不断优化知识推荐服务方式和策略，及时更新和完善平台内的知识服务体系，进而为用户提供优质的知识服务。

### 2. 知识推荐服务客体

在线健康社区知识推荐服务客体是知识推荐服务主体的直接服务对象，是知识推荐的接受者和利用者，特指具有知识服务需求的在线健康社区用户或群体，这些用户群体按照功能角色类型可以分为患者、家属、普通人、医生和其他医疗从业者；按照属性特征可以分为咨询型用户、服务型用户、浏览型用户和综合型用户；

按照参与行为类型可以分为求助类用户、提问类用户、描述类用户、情感表达类用户、经历记述类用户、知识分享类用户、社交类用户。在线健康社区用户的知识需求呈现差异性、即时性、层次化、动态变化等特点，是推动知识推荐服务发展的关键因素。因此，这就要求在线健康社区要不断结合用户需求进行不断调整，不断提升自身的知识服务水平，形成知识推荐服务主体与知识推荐服务客体共同发展的双赢局面。

**3. 知识推荐服务内容**

在线健康社区知识推荐服务内容不仅包括传递和推荐给用户的聚合知识资源成果，还包括知识推荐服务过程中的搭建推荐系统和渠道、选择服务方式、呈现知识聚合成果等。知识聚合成果作为在线健康社区知识推荐对象，其质量高低直接影响推荐服务水平的优劣，是在线健康社区知识推荐服务实现的关键部分。知识资源主要来源于知识推荐服务主、客体生成的内容。因此，这将要求知识推荐服务主体具备处理数据量大、形式多样、规范性差、数据稀疏的用户生成内容的能力，才能充分挖掘其知识内容的价值。推荐系统是以在线健康社区平台为基础架构的智能化的服务系统，根据用户的特征数据进行个性化推荐，提供给用户需要的内容和知识。

**4. 知识推荐服务环境**

在线健康社区的知识推荐服务环境是知识推荐发生的具体场所，为知识推荐服务提供保障和基础，对于知识推荐活动进行指导和调控，可以分为内部环境和外部环境两部分。知识推荐内部环境主要指在线健康社区内部环境，即影响在线健康社区知识推荐服务质量的内部环境因素总和。从微观上看，知识推荐服务以网页、APP等形式向用户开放，其访问界面的合理美观、聚合结果的可视化呈现效果均影响着用户的信息活动；从宏观上看，知识推荐服务的规章制度、激励措施、服务理念、氛围环境等均是内部环境的重要组成部分。知识推荐外部环境是指在线健康社区的外部环境，即影响在线健康社区知识推荐服务质量的外部社会因素总和，包括政治、经济、文化、法律、医疗基础设施等。在线健康社区作为知识聚合和推荐服务发生平台，其环境的规范和治理有助于知识推荐服务主体的知识处理和传递，也会影响知识推荐服务客体的知识资源需求和行为规范。

**5. 知识推荐服务技术**

在线健康社区的知识推荐服务技术是支撑知识推荐服务活动的基础，即在线健康社区知识推荐服务过程中涉及到的知识采集、聚合组织、知识推荐、知识可视化等活动所采用的技术、方法和工具的总和，主要包括大语言模型、数据可视化、混合式推荐技术、知识图谱等多种类型技术方法与工具，保障知识推荐服务智能化、个性化和精准化。运用先进的信息技术能够优化和创新在线健康社区知识推荐服务算法，有效促进知识推荐服务的能力和效率，同时知识推荐服务效果反向促进知识推荐服务技术的发展，促进当前知识推荐服务技术的更新和改进。

### 三、基于主题生成聚类的在线健康社区知识推荐服务模式构建

基于主题生成聚类的在线健康社区知识推荐服务使在线健康社区作为知识服务的提供者能够最大限度的发挥社区知识资源的价值，在社区用户生成内容的基础上，整合社区知识资源和用户健康需求，通过构建基于知识聚合的在线健康社区知识服务平台，将符合用户个性化健康需求、强关联性的健康知识内容以合适的方式推荐给用户，以满足用户个人健康管理需求。

与传统的按照知识关注热度和用户偏好进行推荐的知识服务模式不同，基于知识聚合的在线健康社区知识推荐服务突出面向用户知识需求和挖掘用户生成内容中知识资源单元之间的关联关系，以及知识主题之间语义关联形成聚合知识成果，并运用可视化技术展示推送给用户。在线健康社区基于知识聚合开展知识推荐服务过程中不仅仅进行知识资源内容推荐，同时为用户推荐相关专业医生，有效促进在线健康社区知识的交流和利用。借鉴已有研究成果，深入分析用户画像和知识聚合在在线健康社区知识推荐服务应用的可行性，本书在此基础上提出基于主题生成聚类的在线健康社区知识推荐服务模式，主要包括用户画像构建、知识主题生成，主题聚类、知识推荐服务资源匹配、知识推荐服务提供、服务反馈与评价等关键阶段，如图 5.9 所示。

#### 1. 数据资源层

该层是构建在线健康社区知识推荐服务的基础设施层，主要实现与一切健康有关的知识资源、用户信息和需求等数据采集。数据资源层主要包括用户信息和知识资源。用户信息不仅储存了注册用户的身份及偏好信息，还储存了用户的信息行为数据，如浏览、检索、关注、收藏、点赞、评论等一系列信息行为产生的历史数据，用户的物理情景数据，如位置、时间、终端类型等。用户信息为后续用户知识需求挖掘及画像构建提供数据资源保障。知识资源库储存了在线健康社区医患之间、患者之间、第三方机构等主体发布的日志文章、问题和答案、讨论专题等用户生成内容，还储存了医疗健康数据，如健康档案、临床文档、电子病历、用药信息等。

#### 2. 数据分析层

该层是构建在线健康社区知识推荐服务的关键保障层，主要完成数据资源清洗、质量管理、用户知识需求挖掘分析以及用户画像建模等功能。从数据角度，首先，根据用户知识服务需求从数据资源层中的知识资源库里抽取相应数据进行预处理，形成结构化、规范化的文本，完成健康知识内容的统一表现形式，适用于后续知识评价、质量管理、挖掘和处理的格式。常用的数据预处理方法有清洗、转换、规约和提取，如剔除超链接、特殊符号、停用词，替换同义词等。再将预处理后的健康知识资源进行知识质量评测，选取高质量的知识资源形成多源健康知识资源库，为后续医疗健康知识挖掘和内容聚合提供保障。从用户角度，主要实现用户画

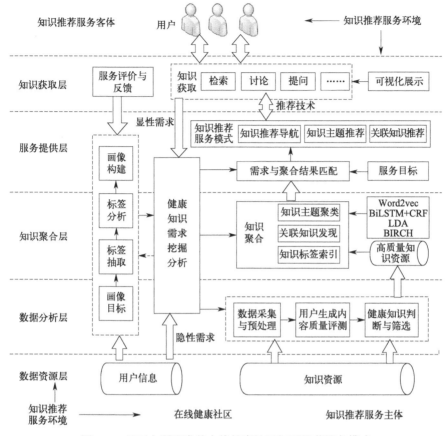

图 5.9　基于主题聚类的在线健康社区知识推荐服务模式

像模型构建和用户知识服务需求挖掘两个功能。用户知识服务需求的获取主要通过显式和隐式两种方式，显式需求的获取主要通过用户检索、查询内容的提取，隐性需求的获取主要通过用户画像模型的挖掘。用户知识需求挖掘和分析结果在知识主题生成过程中可以形成用户个性化知识资源需求标签，对用户需求内容进行知识聚合及推荐。

**3. 知识聚合层**

该层是构建在线健康社区知识推荐服务的技术核心层，主要实现面向用户知识需求的知识内容挖掘和关联聚合。首先，在融合数据分析层中用户多方位的真实知识需求基础上，输入获得的高质量健康知识资源作为数据支撑，综合应用Word2Vec 词向量面向、BiLSTM-CRF 中文分词标注模型和 LDA 主题概率模型进行知识资源主题自动化生成。在知识主题生成过程中可以面向用户知识需求抽取个性化知识标签，为后续的知识导航推荐服务提供基础。然后，在关联知识聚合过程中，综合应用知识图谱、聚类、知识抽取和组织等关键技术，结合用户知识服务需求，利用优化的 BIRCH 算法进行知识主题聚类，形成知识主题类别，揭示关联知识间的关系，达到知识聚合的目的。聚合成果包括相似知识主题聚类、知识标签索引、关联知识发现等。

**4. 服务提供层**

该层是构建在线健康社区知识推荐服务的重点关注层，主要实现在线健康社区知识资源聚合匹配与提供知识推荐服务。首先，在服务目标引导下，依托用户画像模型，了解用户需求对用户进行分类，实现健康知识需求与聚合后的资源匹配，筛选和组织符合用户需求的知识资源。然后，基于用户服务需求，选择知识推荐服务渠道和方式，匹配相关的知识服务资源，设计满足功能和作用的知识推荐服务体系。知识推荐服务体系主要包括知识推荐服务运行过程中的保障体系、协同体系、运行机制等。同时，知识推荐服务还能通过收集用户的多方位多层次知识需求反馈，实现知识资源标签与用户画像标签的精准匹配，针对用户的健康需求提供基于知识标签的个性化知识推荐服务，解决在线健康社区知识过载和迷航问题，提高知识利用效率。

**5. 知识获取层**

该层是构建在线健康社区知识推荐服务的应用实践层，衔接了数据层、分析层、聚合层与服务层，形成由数据发现到知识推荐的闭环反馈系统，主要实现在线健康社区与用户之间的知识推荐服务交互，提供知识服务界面、评价和反馈接口。用户可以根据自身健康信息服务需求或具体的健康问题进行提问、讨论、检索等活动，还能将自身对于在线健康社区提供的知识推荐服务效果进行评价和反馈。同时，可视化技术为用户知识获取带来了便利，将推荐的聚合成果在平台进行可视化展示，方便用户快速接受，提高知识服务能力。基于主题聚类的知识推荐服务主要向用户提供知识检索、关联知识、知识主题等内容的推荐。其中，关联知识检索推荐服务通过建立知识主题与用户生成内容中知识内容之间的链接关系，运用标签协助用户导航和索引查找关联知识资源，提高知识搜寻和检索效率。关联知识主题发现和推荐服务通过用户生成内容知识主题聚类分析，发现主题之间的关联关系，从而将与用户需求特征相关的知识资源和内容推送给用户。关联知识资源推送服务通过知识主题之间的关联关系推测用户可能感兴趣的健康知识，从而进行订阅推送、浏览兴趣相似知识推送等。

在线健康社区是依托 Web2.0 发展起来的知识共享平台。随着"互联网＋"医疗、大数据技术和人工智能的飞速发展，在线健康社区知识资源数量迅速增多，呈现"知识爆炸"状态，给用户知识选择和使用带来困扰，出现信息冗余、知识过载等一系列问题。如果采用人工识别的方式来筛选信息，必然造成巨大的人力和时间成本投入，而且用户期望在线健康社区能够即时、精确地提供满足需求的相关知识，并且能够提供凝练和集成式的知识服务内容。因此，如何解决文本知识冗余和人工阅读能力有限之间的矛盾，协助用户在短时间内快速了解相关专业领域的健康知识，提高用户获取知识的效率，成为当前在线健康社区开展知识服务面临的主要问题。因此，本章提出一种基于自动化摘要技术的在线健康社区用户生成内容知识聚合方法，实现社区中知识资源序化组织，构建基于摘要生成的知识服务模式。

# 第一节 在线健康社区用户生成内容摘要生成的概念及意义 ▸▸

## 一、在线健康社区用户生成内容摘要生成的概念

摘要的目的是为长文本内容提供概括性短文，要求简明、客观、确切地描述文献重要内容，是文献核心内容的浓缩与总结。D. Ra dev 等人在其工作中对摘要给

出进一步限定："摘要文本要远远短于源文本长度的一半。"[199]  也就是说摘要生成任务要同时兼顾简洁明了和反映源文主旨两个特点，可以认为摘要是深度浓缩过的信息而产生的知识。摘要生成又称为自动文本摘要，是一个从多种文本资源（如电子书籍、新闻文章、论文、电子邮件和微博）生成简洁而有意义的文本摘要的过程。早在 20 世纪 50 年代，摘要生成已经吸引了人们的关注，Hans Peter Luhn 利用词频和词组频率等特征从文本中提取重要句子，用于总结内容[187]。随着社区问答系统的发展，用户在"提问-回答"的交互过程中积累了大量的问答对资源。答案摘要试图从问题对应的答案集合出发，通过对答案集合中多个答案的抽取关联，将同一问题的不同方面的答案融合为一个正确、完整、高质量的答案文摘，提高人们获取知识的效率[188]。在线健康社区中的知识以用户生成内容为主，而用户生成内容大部分以用户为了提升自身健康认知和知识水平或解决某一具体健康问题而展开的提问与回答、发帖与跟帖等方式产生，其内容多以答案短文本的形式存在。鉴于此，在线健康社区用户生成内容摘要生成是指为了满足用户健康知识需求，通过答案与问题、内容与内容之间的关系分析，将多个答案内容整合成为可信度较高、结构逻辑完善、信息冗余低的完整性、知识性摘要的过程，属于典型的运用知识之间关联关系聚合知识的方法。

摘要生成有多种分类方式。按照摘要生成的对象，可以分为单文档摘要生成和多文档摘要生成。另外，很多研究指出，答案摘要生成可以看作多文档摘要生成问题[189]，它们都有着相似的目标。对于在线健康社区的知识摘要生成，提取单篇文档中知识摘要即为单文档知识摘要生成，提取多篇文档中内容即是多文档知识摘要生成，提取提问、回答、讨论的答案短文本的内容即是答案摘要生成。考虑到在线健康社区用户生成内容的文本长度通常比较短，以"提问-回答""发帖-跟帖"形式居多，因此需要采用答案摘要生成的方式对在线健康社区用户生成内容进行处理，本书针对在线健康社区环境的特性设计并提出医疗答案摘要生成新方法。按照摘要生成的用途，可以分为面向信息浏览的摘要生成和面向情感态度分析的摘要生成。在线健康社区知识摘要生成主要是为了帮助用户对社区内的用户生成内容进行快速概括，对答案集合进行处理，避免用户一一浏览，因此需要面向信息浏览的摘要生成。按照摘要生成的技术特点，可以分为抽取式摘要生成和生成式摘要生成。抽取式摘要生成是按照一定权重，从原文中抽出与中心思想最接近的一条或几条句子，代表整篇文章的内容。它的优点是生成的摘要不会出现语句不通顺的情况。而生成式摘要生成是计算机通读原文，在理解整篇文章意思的基础上，重新生成概要。由于生成式摘要生成计算相对复杂，需要解决推理和信息融合等问题，而且形成的摘要往往只有简短的一句话，不适合生成长摘要。在线健康社区用户生成内容的摘要应满足用户解决健康问题的需求，做到摘要知识的准确和丰富，这要求摘要内容具有一定的长度。因此，本研究采用抽取式摘要生成对在线健康社区知识摘要生成开展研究。

## 二、在线健康社区用户生成内容摘要生成的意义

在线健康社区是人们获取医疗信息的重要途径，在线健康社区的问答板块中，用户进行知识搜寻、交互、分享、采纳等行为[190]。虽然在线健康社区创造了海量的问答文本信息，这些信息因其具备知识导向性和专业性而彰显出极高的价值。与此同时，这些文本还具有数据量大、内容碎片化、特征稀疏性强等特点，为用户精准高效获取知识带来了巨大障碍。学在线健康社区用户迫切需要自动化的机器学习技术帮助自己快速、有效、准确地获取想要的健康知识。因此，在线健康社区用户生成内容摘要生成具有重要作用和意义。

首先，在线健康社区用户生成内容摘要生成能够帮助用户减少知识搜寻和查阅的成本，提高知识获取效率。用户在在线健康社区知识交流的情境中，会浏览不同来源的医疗健康信息，对比筛选出更优质更全面的知识，以此提升自身健康认知和知识水平，然而通过人为浏览、手动记录等方式形成有用的摘要知识极为费时费力。依靠计算机技术、信息技术、自动化技术抽取生成概括性知识摘要，实现多个答案的概括和总结，提炼和融合不同用户的观点、情感、治愈经历以及见解等，通过阅读高质量的答案摘要就能迅速获取大部分知识，判断是否进一步阅读和浏览，帮助用户减少知识搜寻和查阅的成本，提高知识获取效率。

其次，在线健康社区用户生成内容摘要生成能够提高社区知识重用效率，实现知识整合和序化组织。在线健康社区用户生成内容存在冗余重复、碎片化等特点，自动化摘要生成能够减少和过滤问题下的冗余信息，提取答案中的主要知识内容和思想观点，将同一问题的不同方面的答案融合为一个正确、完整、高质量的答案文摘，实现知识的重新整合和序化组织。知识重新整合和序化组织为在线健康社区知识再利用提供了基础和条件，解决了知识重用过程中的问题，这也对在线健康社区知识挖掘、聚合、重用和表示具有重要意义。

另外，在线健康社区用户生成内容摘要生成能够为在线健康社区知识组织与服务、医疗热点追踪和分析、智能检索与问答、公共卫生事件管理、自我健康管理指导等方向提供强有力的支撑，具有较高的商业价值。而且知识摘要生成能够在很大程度上减少在线健康社区编辑的人力和财务成本，提升用户体验度。另外，目前市场上的在线健康社区能够提供知识摘要生成的服务平台较少，因此，从商业应用角度在线健康社区用户生成内容摘要生成服务提供具有一定的研究意义和价值。

# 第二节　在线健康社区用户生成内容摘要生成方法 ▶▶

## 一、 TextRank 排序算法

图排序算法 TextRank（Bringing Order into Texts）属于一种基于图的无监督

排序算法，主要将其应用到自然语言处理任务中，分布是关键词提取和文本摘要。基于图的排序算法本质上是一种决定图中顶点重要性的方法，其基本思想来源于Google 的网页排序算法 PageRank 的"投票机制"。当一个顶点链接到另一个顶点时，它基本上是在为另一个顶点进行投票，由各个顶点及其投票关系（边）组成一张图。为了使基于图的排序算法能够应用于自然语言文本，需要构建一个表示文本的图，并将文本实体通过有意义的关系相互连接。根据现有应用，可以添加单词、短语或句子作为图的顶点，也可以指定两个顶点之间的连接关系，例如词汇关系或语义关系、上下文重叠、内容相似度等。

相比基于 TF-IDF 的关键词抽取和摘要生成，TextRank 的优势是继承了 PageRank 的思想，可以更充分的利用文本元素之间的关系，并且对语料、语种没有依赖，泛化性更好。一般而言，TextRank 算法的流程可以分为以下几步。

Step1：明确任务目标，并将与任务相对应的文本单元添加为图的顶点。

Step2：将文本单元之间的关系，添加为图中连接节点的边，可以是有向边也可以是无向边，可以是带权重的边也可以是不带权重的边。此时，完成邻接矩阵的建立。

Step3：迭代 TextRank 算法，直至收敛，计算每个节点的得分。

Step4：根据最终得到的得分，对节点进行排序，根据排序结果提取若干个关键词或关键句子。

鉴于上述分析，本研究将 TextRank 应用于摘要生成中的句子提取。在句子提取任务中，面对的是句子级别的文本单元。目标是对文中的所有句子进行排序，因此，将文本中的每个句子作为图的顶点，句子与句子之间的联系用相似度来确定，从而可以构造出一个有权无向图。关于相似度的计算方法可以采用基于句子间内容覆盖率、基于编辑距离、余弦相似度、字符串内核、最长公共子序列等多种方法。此外，还可以加语法过滤器对词语进行过滤。式(6.1) 采用的是基于句子间内容覆盖率的句子相似度计算方法，由它们词汇表示之间的共同标记数量及它们各自的词汇长度衡量。

$$Similarity\,(S_i\,,S_j) = \frac{|\,\{w_k\}\,|\,w_k \in S_i\,\&\,w_k \in S_j\,|}{\log(|\,S_i\,|) + \log(|\,S_j\,|)} \qquad (6.1)$$

式中的分母即为两个句子的词数取对数后求和，分子是同属于两个句子的词的数量。

## 二、 MMR 最大边界相关算法

最大边界相关算法 MMR（Maximal Marginal Relevance）的设计之初是用来计算 Query 文本与被搜索文档之间的相似度，然后对文档进行 rank 排序的算法。该算法最早应用于文本摘要提取和信息检索等领域，其目的是减少排序结果的冗余，同时保证结果的相关性。MMR 算法将排序结果的相关性和多样性综合于公示中，如式(6.2)所示，其计算过程是对已选集合的一次遍历。相关性是衡量推荐结果与用户兴趣的匹配程度，通常使用相关性得分表示。多样性是衡量推荐结果之间的差异程度，通过使用物品之间的相似度表示。将该算法应用到文本摘要生成中，既充分考虑了抽取句子与用户信息需求的相关性，又考虑当前抽取句子与已经抽取句子之间的冗余度，特别适合用户生成内容答案摘要生成，既能考虑到答案摘要和问题之间的相关度，又能使生成的答案摘要简明扼要。

$$MMR \stackrel{\text{def}}{=\!=} Arg \max_{D_i \in R \setminus S} [\lambda Sim(D_i, Q) - (1-\lambda) \max_{D_j \in S} Sim_2(D_i, D_j)] \quad (6.2)$$

式中，$Q$ 表示问题文本，$D_i$ 表示当前抽取句子，$D_j$ 表示已抽取句子的向量表示形式，$S$ 表示已经被选为答案摘要的句子集合，$R \setminus S$ 表示没有被选为答案摘要的句子集合，$\lambda$ 表示权重系数，调节推荐结果相关性与多样性。其中 $\lambda$ 越大，推荐结果越相关；$\lambda$ 越小，推荐结果多样性越高。如当 $\lambda$ 设为 0 时即不考虑抽取句子与用户信息需求之间的相关性；当 $\lambda$ 设为 1 时即仅考虑抽取句子与用户信息需求之间的相关性。

基于 MMR 算法生成答案摘要的过程是一个循环抽取句子的过程，具体算法流程描述如下。

Step1：初始化候选句子集合大小 $R$，答案摘要的结果集合大小 $S$，权重系数 $\lambda$，选择相关性最高的句子作为第一结果，加入已选结果集。

Step2：遍历候选集。

2.1 通过相关性得分与相似性得分，计算候选句子与答案摘要结果集合的 MR 值。

2.2 选择 MR 值最大的句子作为下一个推荐结果。

Step3：将被选为答案摘要的句子加入答案摘要句子集合，并从候选集合中删除。

Step4：重复 Step2～Step3，直到达到结果数量或满足终止条件，结束迭代，形成答案摘要。

传统的 MMR 摘要生成过程是通过统计词频来确定摘要句中各词语的重要性，以此影响摘要生成，但以统计词频为核心的计算方式往往忽略了文本语义的关联性，本书通过引入 Word2Vec 工具，用于训练获取文本句中各词语的语义化表达，以此弥补传统 MMR 方法在生成摘要中的语义表现性能，增加生成摘要的信息可读性与知识丰富性。

### 三、文本摘要生成评价指标

文本摘要生成的评价指标一般采用准确率、召回率、ROUGE 等指标。由于 ROUGE 评估的质量高低依赖于参考摘要的质量，如果参考摘要质量不高，那么 ROUGE 得分可能不是一个很好的摘要质量指标，而且即便有多种有效的摘要方式，ROUGE 可能会偏向于与参考摘要更接近的摘要，因而无法捕捉多样性。而在线健康社区的用户生成内容是多用户参与，共同创造的医疗健康知识，本身不具有标准、统一的参考内容，用一般的评价指标衡量在线健康社区的知识内容缺少合理性。基于此，本书引入基于信息熵和相似度的信息质量评测指标，来解决对信息的量化度量问题。

信息熵是指信息论中衡量某个事件自身信息大小的重要指标，用统计学的术语来描述，就是发生概率小的事件信息量多，即信息量的多少与事件发生频率成反比，如式(6.3)。

$$H(s) = -\sum_{i=1}^{n} p(x_i) \log [p(x_i)] \tag{6.3}$$

其中，$H(s)$ 为摘要中一个句子的信息熵，$x_i$ 为摘要句中的关键词，$n$ 为关键词总数。信息熵值越大，代表摘要句所表达的知识信息越丰富，反之则越小。

相似度计算用于衡量对象之间的相似程度。由于余弦相似度计算方法既考虑了向量的方向也考虑了向量的大小，是文本任务中用的最多的一种方法。因此，本书采用余弦相似度计算文本摘要句的相似度，如式(6.4)。

$$\text{sim}(\text{vec}_i, \text{vec}_j) = \frac{\text{vec}_i \cdot \text{vec}_j}{\| \text{vec}_i \| \times \| \text{vec}_j \|} \tag{6.4}$$

式中，$\text{sim}(\text{vec}_i, \text{vec}_j)$ 为摘要句的余弦相似度，$\text{vec}_i$、$\text{vec}_j$ 为相应的 Word2Vec 摘要句向量，分子能够表示出向量的方向，分母能够表示出向量的大小。余弦相似度值越大，相似度越小，余弦相似度值越小，相似度越大。

综上所述，本书利用信息熵和相似度的差值来评估在线健康社区用户生成内容生成摘要的信息质量，如式(6.5)。

$$Q = \sum_{S_i \in A} H(S_i) - \sum_{S_i, S_j \in A} \text{sim}(\text{vec}_i, \text{vec}_j) \tag{6.5}$$

式中，$Q$ 为生成摘要的信息质量，$H(S_i)$ 为各摘要句的信息熵，$\text{sim}(\text{vec}_i, \text{vec}_j)$ 为相应摘要句的相似度。

# 第三节　在线健康社区用户生成内容摘要生成实现 ▶▶

## 一、摘要生成过程

### 1. 问题分类

在线健康社区日益成为人们知识交流的重要渠道，问答板块的提问数量颇为可观，如"很少没上论坛了，不知道当年糖友是否安康""我这个彩超检查出来的××指标很严重吗""乳腺增生会造成乳腺癌吗"等。参照问题分类体系[191]，根据不同问题答案文本特点，将在线健康社区问题主要分为概念类问题、观点评价类问题、意见咨询类问题、事实性问题、社交类问题、调研型问题。研究表明，大约48％的问题具有唯一回答，即该部分问题不需要经过答案摘要的获取就可以获得完整答案[192]。考虑不同类型的问题的答案摘要方法存在差异，因此针对用户生成内容的问题分类研究能为摘要研究提供指导意义。本书针对在线健康社区用户问题类型进行分析，认为用户主要以针对某一病症进行交流、讨论为主，因此仅针对在线健康社区中的概念类问题和意见咨询类问题进行摘要生成。

**2. 答案文本筛选**

在线健康社区问答板块中的文本数据存在大量噪声，即与提出问题无关的回答文本，或对问题解释不足而没有价值信息的问题。因此，在摘要过程中首先需要对回答文本进行质量评价和筛选，从而保障后续摘要生成的有效进行。现阶段对于答案文本筛选方法的研究主要是采用特征选择方法来区分优质答案和一般答案。崔敏君等人提出一种分层模型分析答案质量，采用逻辑回归算法对各类型问题的答案质量进行评价[193]。袁健等人利用 UAM 模型获得问题和答案的主题相似度以及结合用户的专业度对答案进行评分，获得答案的质量评价[194]。严炜炜等人从结构化特征、内容特征、其他特征以及回答者特征 4 个维度构建答案质量评价体系，利用机器学习方法和数据增强技术进行答案质量分类预测[195]。另外，答案文本的摘选还可以从有效词出现率、信息熵程度等检测问答文本包含的知识内容，以此实现答案文本的质量筛选。

**3. 向量化**

在文本摘要生成过程中，首要问题是需要对文本进行向量化处理，即将自然语言转化为机器能够识别的语言输入到模型中去，在自然语言处理中，词或是字通常是最小处理单元，需要先将训练数据集进行分词和去停用词等，其次再进行后续的工作。好的词向量表示对于摘要生成结果具有提升作用。常见的文本向量化方法包括 one-hot 编码、词频-逆文档频率 TF-IDF、Word2Vec 词向量模型、N 元模型 N-Gram、Glove 词嵌入模型等。本书选用前文介绍的 Word2Vec 词向量模型训练在线健康社区用户生成内容文本，以完成对文本的向量化表示。

**4. 排序筛选**

完成文本向量化表达以后，需要对语句进行重要性排序，进而选取出高重要性的句子，是抽取式摘要生成的关键一步。为了解决句子排序问题，赵美玲等人针对多文本，在对不同主题进行划分的基础上，融合了优化 K-means 聚类和图模型方法，实现了多文本摘要生成[196]。陶兴等人提出改进的 W2V-MMR 自动摘要生成算法，利用基于深度学习的 Word2Vec 词向量模型，优化摘要句信息质量[197]。刘梦豪等人融合 Word2Vec 和 SLDA 算法多层次表达问答文本语义特征，而后基于图排序的思想，结合 MMR 冗余控制算法与文本句特征标签，调整句子权重[198]。本书在综合学术界现有研究成果的基础上，充分分析在线健康社区用户生成内容的文本特征，结合 Word2Vec 对文本进行深层语义表示，利用 MMR 算法进行摘要句冗余控制，以此平衡摘要句的多样性和重要性，从而有效解决摘要句的排序问题，提高文本摘要的生成质量。

基于改进的在线健康社区用户生成内容摘要生成主要算法流程描述如下。

输入：采集的句子集合 $D$，训练语料集合 $T$，待生成的摘要个数 $m$。

输出：生成摘要，摘要信息熵 $H$，摘要总体相似度 $S$，摘要信息质量 $Q$。

Step1：切分句子集合，对句子进行分词、同义词替换，去除停用词等计算。

Step2：利用 Word2Vec 方法训练语料库模型，输入训练语料集合 $T$，输出语料模型 $M$。

Step3：根据语料模型 M 建立每个句子的向量 $vec_i$。

Step4：利用余弦相似度计算每个句子向量 $vec_i$ 与剩余句子集合 $D_i$ 的相似度得分 score（$vec_i$）。

Step5：根据式(6.2)，利用相似度得分 score($vec_i$) 获得句子重要性序列 $a$。

Step6：根据重要性序列 $a$ 生成 $m$ 句文本摘要。

Step7：根据式(6.3) 计算文本摘要的信息熵 $H$，根据式(6.4) 计算文本摘要句间的余弦相似度，再通过加权平均获得生成摘要的总体相似度 $S$，最后，根据式(6.5) 计算文本摘要的信息质量 $Q$。

## 二、实证研究——以糖尿病论坛"甜蜜家园"为例

### 1. 数据采集与预处理

实验基于 Windows10 系统，Python3.7 语言进行操作处理，使用 Skip-gram 模型，训练词向量维度为 256 维。数据主要来源于糖尿病论坛"甜蜜家园"，使用 Python 爬取"糖尿病论坛"相关数据（爬取时间为 2023 年 11 月 25 日），总样本为 2022 年 12 月至 2023 年 11 月有回复的主题帖，涉及用户 7114 人，总计发帖量 12112 条。为验证本书算法在在线健康社区用户生成内容摘要生成的效果，从样本中选取部分概念解释类问题和意见咨询类问题，分别针对各问题名下的用户生成内容进行自动摘要生成实验。概念解释类问题包括糖尿病解释（A1）、糖尿病酮症解释（A2）；意见咨询类问题包括二甲双胍用药心得（A3）、糖尿病治疗经验分享（A4）。

首先，对样本数据进行清洗去重等预处理，剔除图片、网页链接等数据，引入"哈尔滨工业大学停用词表"剔除文本中的特殊符号和停用词。通过前文介绍的 Word2Vec 方法训练词向量语料模型，将词语向量嵌入到 MMR 方法的句子得分计算中，最终获取对应实验数据的摘要。同时文本引入原始 MMR 算法、TextRank 算法与改进的 W2V-MMR 算法进行实验对比分析。

### 2. 生成摘要对比

因摘要文本篇幅过长，部分摘要内容省略处理。为了保证算法评价标准的合理性，本书的摘要生成实验在同一个问题下采用统一的摘要句数。根据文本摘要生成

评价指标分别计算 MMR、TextRank 和 W2V-MMR 算法生成摘要的信息熵、相似度与信息质量，结果如表 6.1 所示。

**表 6.1　量化指标对比**

| 样本 | MMR | | | TextRank | | | W2V-MMR | | |
|---|---|---|---|---|---|---|---|---|---|
| | 信息熵 | 相似度 | 信息质量 | 信息熵 | 相似度 | 信息质量 | 信息熵 | 相似度 | 信息质量 |
| A1 | 1.6476 | 0.7195 | 0.9581 | 1.7411 | 0.8769 | 0.8712 | 2.2193 | 0.7244 | 1.4149 |
| A2 | 1.5624 | 0.8449 | 0.7231 | 1.8410 | 0.7936 | 1.0266 | 2.1992 | 0.7452 | 1.4356 |
| A3 | 1.1161 | 0.4713 | 0.6749 | 2.2183 | 0.9128 | 1.3424 | 2.3116 | 0.7052 | 1.5864 |
| A4 | 2.9422 | 0.7691 | 2.1623 | 4.0163 | 0.8879 | 3.1186 | 4.2681 | 0.8613 | 3.4517 |

表 6.1 中的原始 MMR 与 TextRank 算法的指标对比可知：原始 MMR 算法是一种注重摘要文本多样性的方法，其摘要相似度水平总体较低，优于 TextRank 算法，而 TextRank 算法着重关注摘要文本句的重要性程度，信息熵和信息质量对比中，原始 MMR 算法逊色于 TextRank 算法。改进的 W2V-MMR 算法在信息熵和信息质量对比中高于原始 MMR 算法，相似度水平两者在不同数据集中各有优劣，说明改进算法在保留了 MMR 算法注重摘要句多样性的同时，提高了摘要文本的内容丰富度。

三种算法对于糖尿病解释（A1）的摘要生成情况如表 6.2 所示。

**表 6.2　糖尿病解释（A1）生成摘要表**

| 算法 | 生成摘要 |
|---|---|
| MMR | 糖尿病有定义了！糖尿病是一组因胰岛素绝对或相对分泌不足或胰岛素利用障碍引起的碳水化合物、蛋白质、脂肪代谢紊乱性疾病，以高血糖为主要标志。①主要分为 1 型糖尿病和 2 型糖尿病；②血葡萄糖水平慢性增高为特征；③并发症可致失明、截肢、肾衰竭、心血管疾病等 |
| TextRank | 广义上的糖尿病是血糖不在正常范围内，但目前医学上把疾病或激素引起血糖升高，不归为糖尿病而是叫高血糖症因营养不良或其他原因引起的血糖偏低，不归为糖尿病。担心的事总会发生。我认为：凡是胰腺引起血糖不在正常范围，都应定义为糖尿病，不管是什么原因引起血糖升高都统称高血糖症 |
| W2V-MMR | 糖尿病是一种常见病、多发病。糖尿病是一组因胰岛素绝对或相对分泌不足或胰岛素利用障碍引起的碳水化合物、蛋白质、脂肪代谢紊乱性疾病，以高血糖为主要标志。糖尿病的临床表现为"三多一少"，即多饮、多尿、多食和体重下降。糖尿病概述：①主要包括 1 型糖尿病和 2 型糖尿病；②血葡萄糖水平慢性增高为特征；③并发症可致失明、截肢、肾衰竭、心血管疾病等。例如，家庭、患者、医生等，多方共同努力，控制好血糖问题，同时解决好包括心脏、大脑、肾脏等一系列并发症问题，才能够做好糖尿病的全程管理工作。从某种意义上说，糖尿病就是因不良的生活方式而致病，必须重新塑造全新的生活方式，就像胰岛素注射，只要你注射胰岛素当作吃饭前的洗手一样，是一个程序或是一个过程，那生活就会突然变得更加美好 |

从表 6.2 可知，原始 MMR 算法选取的第一句摘要句无明显解释意义，摘要信息熵 1.6476 是三种算法中最低的。TextRank 算法生成的摘要文本对"什么是糖尿病"进行了一定解释，其信息熵值为 1.7411，但生成的摘要句存在重复段落，从文本多样性角度，TextRank 算法略显不足。其摘要文本的总相似度为 0.8769，信

息质量为 0.8712，而 W2V-MMR 算法三项指标都优于前者。

糖尿病酮症解释（A2）的摘要生成对比如表 6.3 所示。

表 6.3　糖尿病酮症解释（A2）生成摘要表

| 算法 | 生成摘要 |
| --- | --- |
| MMR | 糖尿病酮症是糖尿病的并发症之一。正常生理情况下，酮体(含丙酮、乙酰乙酸、β-羟丁酸)在血液中的浓度一般不超 0.5mmol/L。当糖代谢紊乱后，脂肪、蛋白质分解加速，产生大量酮体，组织来不及将其氧化，就通过肺及肾脏排出，出现尿中酮体排出增多，称为"酮尿症"；继而血酮浓度也增高，超过 500mmol/L，称"酮血症"；临床上统称为"酮症"。常因酮体积聚，酸性代谢物堆积而发生酸中毒，同时伴有电解质紊乱，严重者会衰竭和昏迷 |
| TextRank | 酮症酸中毒是一种致命的糖尿病急性并发症。糖尿病患者体内胰岛素严重缺乏、血糖高、糖代谢异常，或含糖食物摄入过少时，机体就不得不通过分解脂肪获取能量，此时液液和血液中出现酮体。大量酮体的产生和聚积，可使机体发生酸中毒，导致各种代谢紊乱，从而出现一系列的临床症状，严重者因酮症酸中毒昏迷甚至死亡。这便是糖尿病酮症酸中毒。常见于 1 型糖尿病患者和 2 型糖尿病患者在应激、感染、中断治疗等诱因下发生 |
| W2V-MMR | 体内酮体堆积称为酮症，这个时候查血酮会超标，有些患者甚至口中可以呼出酮体气味，但不一定会出现酮症酸中毒。酮体积聚而发生代谢性酸中毒的时候称为酮症酸中毒，表现为血糖居高不下、乏力、尿多、恶心呕吐、呼吸深快、明显脱水症状、腹痛、嗜睡甚至昏迷等。只要尿酮体＋就表示已经有酮症了，轻的一般无症状，或者轻微的症状，病情不发展的话一般自行消除了。酮症酸中毒就是表明酮症已经严重到中毒的程度，必须入院治疗，有生命危险了。预防糖尿病酮症要良好地控制糖尿病，及时防治感染等合并症及其他诱因。对有酮症而酸中毒表现不明显者，需给予足量胰岛素并补充液体，严密观察病情，定时复查尿糖、尿酮等，根据需要调整胰岛素剂量。对有休克、严重感染、心力衰竭、肾衰竭、脑水肿及急性胃扩张等的酮症酸中毒患者应立即进行抢救。尿酮体阳性不一定就是糖尿病酮症！只有糖尿病病人身体内，胰岛素严重不足导致的酮症，才可称之为糖尿病酮症 |

从表 6.3 中的糖尿病酮症的摘要生成对比看出，本研究改进的 W2V-MMR 算法与其他两种算法相比，生成的摘要内容更加丰富，信息质量更好。其中原始 MMR 算法的摘要信息熵为 1.5624，TextRank 算法的摘要信息熵为 1.8410，W2V-MMR 的摘要信息熵为 2.1992。从内容上看，相较于前两个算法 W2V-MMR 生成的摘要知识更加的丰富。

二甲双胍用药心得（A3）的摘要生成对比如表 6.4 所示。

表 6.4　二甲双胍用药心得（A3）生成摘要表

| 算法 | 生成摘要 |
| --- | --- |
| MMR | 我一直只使用每日 4 片 0.25 克的剂量，所以把使用量提高到了 1.5 克，就是每天 6 片。这样一来，也感觉没什么变化。空腹测到 4.8mmol/L。但是一个月以后开始有轻微的腹痛和大便变稀。这样持续了半个月，后来有腹泻出现。我考虑是不是因为对二甲双胍的加量不耐受？就恢复到每日 1 克。于是腹痛和腹泻不再出现。这样我相信是自己不耐受 |
| TextRank | 我 1 年半的 LADA 病史，医生说当作 2 型糖尿病治疗。现在每天打长效胰岛素，外加吃二甲双胍缓释片。餐后血糖比较高，尤其吃碳水多的时候。以前都是饭后吃，最近偶然发现饭前吃，餐后血糖特别好，比饭后可能低最少 2mmol/L。经过多次测量确认的结果。所以饭前吃二甲双胍，餐后血糖好，外加长效针，一整天血糖都是很标准的 |

| 算法 | 生成摘要 |
| --- | --- |
| W2V-MMR | 我发现很多"糖人"都用二甲双胍,但吃法各异,有的是餐前服用,把二甲双胍当成拜唐平、阿卡波糖一样,有的是每天早上或晚上餐后服一次,有的是每次餐后服一次。就我自己来说,我就用二甲双胍缓释片,是按说明书每天晚饭后十多分钟后服用。指南这么推荐的。事实上也确实如此。最近,把胰岛素减量了。二甲双胍改成一天 4 片。刚好 2000mg。5 月底开始吃二甲双胍,刚开始早晚各 1 粒,没有任何不良反应,半个月后医生让加到早晚各 2 粒,加量以后每天早晚吃药后都会恶心想吐,已经持续个把月了,正常吗? 这种情况需不需要减药,问了医生说不严重就继续吃,但感觉每天这样很不舒服,吃东西都没胃口了。二甲双胍是糖尿病一线药,控糖效果好。长期服用,可以引起维生素 $B_{12}$ 缺乏,严重的可以引起周围神经病变和贫血。因此提倡同时补充多种维生素,特别是老年人,更应该补充,比如 21 金维他或善存多种维生素,现在又有一种看法,补充维生素,不能长期,应该间断补,还有认为长期补充也有危害 |

从表 6.4 中关于二甲双胍用药心得的用户内容文本生成摘要的对比结果。在信息熵值中:原始 MMR 算法的生成摘要信息熵为 1.1161,TextRank 算法的生成摘要信息熵为 2.2183,W2V-MMR 算法的生成摘要信息熵为 2.3116,由此可见本书提出的改进算法在该问题中能获得信息量更加丰富的摘要内容。从内容上看,W2V-MMR 算法的生成摘要更加全面、完整地展示了用户在二甲双胍用药方面的心得体验。

糖尿病治疗经验分享(A4)的摘要生成对比如表 6.5 所示。

**表 6.5 糖尿病治疗经验分享(A4)生成摘要表**

| 算法 | 生成摘要 |
| --- | --- |
| MMR | 我 32 岁,医生给我开了二甲双胍治疗胰岛素抵抗异常。一天一片二甲双胍,同时我自己积极开展锻炼,每晚跑 5km,大概半年不到的时间瘦了 30 斤,再复查,血糖也正常了。医生说我随时可以怀孕,本来说胰岛素好了后还要加用达英调理内分泌的,可是事实证明我的内分泌是胰岛素异常导致的。我是健康栏目看到 1 型糖尿病吃饭的时候,应该先吃青菜,然后再吃饭和蛋白质、脂肪。这样能减缓升糖的速度 |
| TextRank | 我查出糖尿病一年多了,发现后入院治疗十多天,连续打胰岛素一个多月后,停打,服用二甲双胍片一个多月,停止一切药品。服用蜂胶和苦瓜胶囊等保健品一年多,停用一切药物和保健品。现在饭前、饭后 2 小时血糖都在标准之内,饭前空腹低于 6.0mmol/L,饭后低于 6.5mmol/L,糖化血红蛋白 5.8%。一切正常,原来不正常的指标都恢复正常了 |
| W2V-MMR | 每天运动 1 小时,如跑步、游泳,早餐定时定量,中餐清淡为主,肉类鱼或牛肉,青菜为叶菜。晚餐少吃主食,饭后一个水果,不同种类。最主要的是心情舒畅不要压力,就拿它当作良好生活习惯的把关指标。今年 28 岁了,检查出来以后,空腹血糖 11mmol/L,糖化血红蛋白 10%,没有马上用胰岛素,开了二甲双胍,饮食+运动控制。二甲双胍主要是增强四肢对糖的利用,减少肠胃吸收糖,不促泌。3 个月后效果不理想,加了恩格列净,这个药通过多饮水,多排尿降糖,还真是很少用到促泌的降糖方法。没问过医生为什么,不是搞这方面科研的,每次医生时间也有限,抓紧时间问其他的了。①当你有任何糖尿病问题时,一定去看医生,选择一位适合自己的医生;②接受你患糖尿病这个事实……⑰定期检查酮体,这样做有可能减少你去急诊室的机会。父亲初次得了糖尿病之后,从最初的忌嘴,发展到适当的运动+合理的膳食,现在父亲已经摸索出了一套合理膳食+适当的运动+高品质的营养品,我想糖尿病不可怕,只要树立好的自信,一定能和它和谐发展 |

从表 6.5 可知，原始 MMR 算法和 TextRank 算法所生成的摘要都对问题进行了一定解释，其中原始 MMR 信息熵值为 2.9422，TextRank 算法为 4.0163。W2V-MMR 算法生成摘要的信息熵值为 4.2681，高于其他两种算法。从内容上看，W2V-MMR 算法生成摘要的知识更加全面和完整，并构成了体系。

通过在线健康社区用户生成内容的摘要生成结果对比可知，本研究提出的 W2V-MMR 摘要生成方法，相较于传统的方法具有一定的优势。评价指标对比中可知，本书提出的方法能够选取知识内容更丰富的摘要句，摘要内容知识冗余度低，摘要句的相似度低。从摘要句的生成结果中可以看出，本书提出的方法选取的摘要句对医疗健康知识的解释更加细致，能够帮助用户更清晰地把握相关医疗专业知识。

## 第四节　基于摘要生成的在线健康社区知识集成服务模式　▶▶

### 一、在线健康社区知识集成服务概述

随着在线健康社区用户生成内容的不断增加，社区内知识资源急剧增长，而在用户转载和分享过程中存在大量同质内容，降低了用户的阅读效率，给用户带来困扰。在“互联网＋”医疗、大数据技术和人工智能飞速发展的环境下，用户的健康知识需求也不断提高。传统的知识服务模式已经难以满足用户的健康需求，用户需求的知识从简单、分散、孤立的显性知识转化为需要进行聚合、关联的隐性复杂知识，期望通过快捷完善的渠道方式获得质量高、信息量大的知识精华。因此，在线健康社区需要有效缓解知识过载问题并探索一种创新的知识服务模式来重新序化组织、提炼社区生成的文档知识资源，协助用户查找、索引、概括总结知识，以满足用户日趋精准化、智能化的知识服务要求。

知识集成是从指将分散的知识元素依据一定的逻辑规则有机地结合在一起，使知识有序化、层次化，从而高效地利用信息资源，有利于知识创新。知识集成服务即是基于集成化知识资源开展的知识服务模式，是用户在最短的时间里通过最小的成本利用到最需要的知识资源和服务的一种服务理念和模式。文档摘要生成能够实现文档内知识资源概括总结和集成融合，知识集成的一种有效手段，通过对于文档主题大意概括总结，以提供文献内容梗概为目的，不加评论和补充解释，简明、客观地记述文献重要内容，为在线健康社区知识集成提供了思路和支撑。经调研发现，当前在线健康社区知识服务处于初级阶段，没有提供知识资源集成概括等服务，因此，本书提出基于摘要生成的在线健康社区知识集成服务模式，以满足用户高效便捷地获取集成化、个性化知识的服务需求。

基于摘要生成的在线健康社区知识集成服务描述就是利用文本知识摘要生成技

术，抽取在线健康社区用户生成内容中的关键知识资源形成摘要，从而实现知识资源的序化和融合组织，为在线健康社区用户提供集成化的知识服务。它延伸了在线健康社区知识服务的类型和外延，属于高增值性、智能化和个性化的知识服务模式。通过利用自动摘要生成能够满足用户快速获取简洁又包含关键性信息的需求，将用户的信息负担降到最低，有效的解决文档过长和数量较多带来的知识过载和冗余问题。通过开展和利用知识集成服务能够使得用户较快地掌握和了解文本的主题大意，能够优化和改进在线健康社区知识服务质量和水平，提高用户使用的满意度和体验。同时，在线健康社区对于知识资源总结和集成概括，也可以进一步提高知识的利用效率和效益。

## 二、基于摘要生成的在线健康社区知识集成服务要素分析

从知识服务视角看，知识集成是确保知识服务体系有效性的重要环节。知识集成服务强调综合性和专业性，服务过程强调知识的增值。在线健康社区知识集成服务作为系统性知识服务过程，主要依赖知识集成服务参与者、知识资源内容、知识服务环境等要素的相互作用，同时基于知识摘要生成开展知识集成服务过程中知识聚合技术、服务平台构建和文本摘要生成等技术也是重要的组成要素。因此，基于知识聚合的在线健康社区知识集成服务的构成要素应包括知识集成服务主体、知识集成服务客体、知识集成服务环境、知识集成服务内容以及知识集成服务技术 5 个维度。

### 1. 知识集成服务主体

与知识推荐服务类似，在线健康社区知识推荐服务主体是指社区平台本身及其内部的管理和运营人员。在线健康社区作为知识集成服务的主体为用户提供知识交流活动的平台和环境，通过配备具有专业知识背景的管理人员，对知识集成服务体系进行设计架构，对社区中知识资源进行选取、序化组织和集成融合，同时也承担社区中知识资源挖掘和组织聚合、文本摘要生成等技术开发和支持，为知识集成服务的客体提供专业化、综合性的知识服务。因此，平台的管理和运营人员应具备知识服务的素养和实践经验，能够对服务要素进行集成和动态整合，及时更新和完善平台内的知识服务体系，进而为用户提供优质的知识服务。

### 2. 知识集成服务客体

在线健康社区知识集成服务客体是知识集成服务主体的直接服务对象，是知识集成的接受者和利用者，特指具有知识服务需求的在线健康社区用户或群体。用户知识需求是在线健康社区开展知识集成服务的主要驱动力，呈现出差异性、即时性、层次化、动态变化等特点。因此，这就要求在线健康社区要不断结合用户需求进行不断调整，不断提升自身的知识集成服务方式和策略，形成知识服务服务主体与知识服务服务客体之间相互促进、共同发展的双赢局面。

### 3. 知识集成服务内容

在线健康社区知识集成服务不仅为用户提供知识资源聚合后的单篇文档摘要、多篇文档摘要、答案摘要等集成化的知识内容，还包括知识集成服务过程中的搭建服务平台和渠道、选择服务方式、呈现知识聚合成果等。文本摘要生成内容作为在线健康社区知识集成对象，其质量的优劣直接影响着知识集成服务水平，是在线健康社区知识集成服务实现的关键部分。摘要生成内容的对象主要来源于知识集成服务主、客体生成的内容。因此，这将要求知识集成服务主体具备处理数据量大、形式多样、规范性差、数据稀疏的用户生成内容的能力，才能充分挖掘其知识内容的价值。知识集成服务系统是以在线健康社区平台为基础架构的智能化的服务系统，根据用户的特征数据进行知识组织，以多种形式提供多方面、多层次的集成式知识服务。

### 4. 知识集成服务环境

在线健康社区的知识集成服务环境是知识集成发生的具体场所，为知识集成服务提供保障和基础，可以分为内部环境和外部环境两部分。知识集成内部环境主要指在线健康社区内部环境，即影响在线健康社区知识集成服务质量的内部环境因素总和。从微观上看，知识集成服务以网页、APP 等形式向用户开放，其访问界面的合理美观、集成结果的可视化呈现效果均影响着用户的信息活动；从宏观上看，知识集成服务的规章制度、激励措施、服务理念、氛围环境等均是内部环境的重要组成部分。知识集成外部环境是指在线健康社区的外部环境，即影响在线健康社区知识集成服务质量的外部社会因素总和，包括政治、经济、文化、法律、医疗基础设施等。在线健康社区作为知识聚合和集成服务发生平台，其环境的规范和治理有助于知识集成服务主体的知识处理和传递，也会影响知识集成服务客体的知识资源需求和行为规范。

### 5. 知识集成服务技术

在线健康社区的知识集成服务技术是支撑知识集成服务活动的基础，即在线健康社区知识集成服务过程中涉及的知识采集、聚合组织、文档摘要生成等活动所采用的技术、方法和工具的总和，例如，TextRank 算法、MMR 算法、信息熵、相似度算法、Word2Vec 模型等，这些技术为开展知识集成服务提供了技术支撑。运用先进的信息技术能够优化和创新在线健康社区知识集成服务算法，有效促进知识集成服务的能力和效率，同时知识集成服务效果反向促进知识集成服务技术的发展，促进当前知识集成服务技术的更新和改进。

## 三、基于摘要生成的在线健康社区知识集成服务模式构建

本研究将文本摘要生成技术与在线健康社区知识集成服务结合，构建了基于摘要生成的在线健康社区知识集成服务模式，为在线健康社区开展智能化、集成化的知识聚合服务提供支持。该服务模式面向用户知识需求，通过数据采集、数据处

理、文本向量化、文本重要性排序等技术生成文本摘要，并以此作为知识资源向用户提供知识集成服务，服务形式包括知识预览服务、知识搜索服务和知识整合等。具体包括数据采集、用户知识需求分析、文档摘要生成、知识集成服务准备、知识集成服务提供、服务反馈和评价等阶段。

数据资源层构建了在线健康社区知识集成服务的基础设施层，主要实现与一切健康有关的知识资源、用户信息和需求等数据采集。数据分析层构建了在线健康社区知识集成服务的关键保障层，主要完成数据资源清洗、质量管理、用户知识需求挖掘分析以及用户画像建模等功能，同时，在知识集成服务提供过程中可以结合用户知识需求实现知识资源聚合结果的筛选和匹配，实现个性化知识资源集成和可视化展示。

知识聚合层构建了在线健康社区知识集成服务的技术核心层，主要实现面向用户知识需求的文档摘要生成阶段。文档摘要生成包括单文本摘要生成、单领域多文档摘要生成以及答案摘要生成三种形式。依据基于 W2V-MMR 算法进行文档摘要的抽取式生成，以糖尿病论坛"甜蜜家园"为研究对象开展实证研究。本例中的文本摘要生成过程包括问题分类、答案质量筛选、文本向量化、重要句子排序、摘要生成等阶段，涉及多种知识集成与组织技术，例如语义网、MMR 算法、Word2Vec 词模型、知识抽取等。文本摘要生成为后续知识集成服务提供资源和基础。

服务提供层构建了在线健康社区知识集成服务的重点关注层，主要实现在线健康社区知识资源聚合匹配与提供知识集成服务任务，提供知识资源内容的抽取、匹配组织与管理等功能。首先，在服务目标引导下，依托用户画像模型，了解用户需求对用户进行分类，实现健康知识需求与聚合后的资源匹配，筛选和组织符合用户需求的知识资源。然后，基于用户服务需求，选择知识集成服务渠道和方式，匹配相关的知识服务资源，设计满足功能和作用的知识集成服务体系。知识集成服务体系主要包括知识集成服务运行过程中的保障体系、协同体系、运行机制等。同时，知识集成服务还能通过收集用户的多方位多层次知识需求反馈，基于知识聚合结果对于知识资源再次进行分类、组织、聚合、存储等管理，实现知识资源内容重复利用和序化组织。针对用户的健康需求提供基于摘要生成的个性化知识集成服务，解决在线健康社区知识过载和迷航问题，为用户提供个性化、智能化的知识服务。

知识获取层构建了在线健康社区知识集成服务的应用实践层，衔接了数据层、分析层、聚合层与服务层，形成由数据发现到知识集成的闭环反馈系统，主要实现在线健康社区与用户之间的知识集成服务交互，提供知识服务界面、评价和反馈接口。用户可以根据自身健康信息服务需求或具体的健康问题进行提问、讨论、检索等活动，还能将自身对于在线健康社区提供的知识集成服务效果进行评价和反馈。同时，该层综合运用过滤算法、可视化技术、语义分析等技术将集成化的知识资源内容在服务平台可视化展示。基于摘要生成的知识集成服务主要向用户提供集成化的知识预览、知识搜索和知识整合等。其中，预览服务和搜索服务是用直接呈现知识聚合后的集成化知识资源替代原本用户通过在线健康社区点击阅读资源的方式，将高质量知识资源提供给用户，用户对集成化知识资源进行主动浏览或搜寻，从而解决信息冗余问题，提高用户搜寻和获取知识资源的效率，为用户节省时间和精力。知识整合服务则是在线健康社区综合运用抽取生成的文档摘要来开展服务的方式，依据用户知识需求与特征，主动向用户提供单文本知识摘要、单领域多文档知识摘要、答案摘要，为用户提供集成化的知识服务。

第七章
# 在线健康社区知识聚合及
# 服务能力提升

知识推动了社会知识经济的前进，引领着生产力转化的方向，是人类社会发展的最宝贵的财富。在线健康社区是推动医疗知识运动的社会组织，将分散的、无序的知识进行整理、聚合，使得知识能够被有效利用，为知识聚合提供了技术和应用的支持，帮助用户有效利用知识，实现多元化的知识服务。为了更好地提升在线健康社区知识聚合及服务能力，本章基于上述章节的研究结论设计了在线健康社区知识聚合及服务能力提升策略。在线健康社区知识聚合及服务研究中的核心研究问题包括在线健康社区的用户知识需求分析、知识聚合方法以及知识服务模式构建三个方面。因此，本章在充分理解在线健康社区知识聚合及服务能力提升内涵的基础上，探讨分析提升动机与反馈机制，最后，从用户知识服务需求获取、知识资源细粒度挖掘、知识聚合技术方法改进与应用以及在线健康社区运营管理 4 个方面提出相应的对策建议。

## 第一节　在线健康社区知识聚合及服务能力提升的内涵 ▶▶

### 一、在线健康社区知识聚合及服务能力提升的必要性

目前在线健康社区知识聚合及服务研究尚处于起步阶段，用户与资源、用户与服务、服务与资源等未能无缝关联。这样，导致了在线健康社区知识生态系统关联

的不足,也在一定程度上影响了用户使用在线健康社区知识聚合。具体表现为以下几点。

**1. 在线健康社区知识生态系统各个要素关联的无序化**

由于缺乏对知识生态系统各要素的细粒度配置,导致用户之间、用户与生态系统之间没有有效关联,在线健康社区知识生态系统也未体现出各个要素的有序配置。这表现在服务要素缺乏主动性、服务平台缺乏对等性、服务客体缺乏有效性等。同时,在线健康社区知识生态系统中也缺乏对用户所处情境的有效感知,或者感知功能处于模糊状态,未对用户潜在需求进行深层次挖掘。基于此,就需要在线健康社区深度感知各个层次的功能,细化各个维度以及提升聚合服务的效率。

**2. 在线健康社区知识生态系统各个要素关联的机械化**

由于平台服务的内容具有平面化的特点,用户与在线健康社区知识生态系统的互动处于机械状态,这也导致了关联层次浅表化,无法对在线健康社区功能进行定位,也无法确定用户已有的关于知识聚合的功能需求,更无法满足用户需求的弹性化和个性化。这时,就需要在线健康社区加深平面内容聚合的深度与拓展平面内容聚合的广度。

**3. 在线健康社区知识生态系统各个要素关联的显性化**

在线健康社区知识生态系统中,知识客体要素不仅包括显性知识,也包括隐性知识。显性知识呈现出的状态较为直接,也方便用户的知识接受,而隐性知识是知识生态系统中特定的产物,不容易挖掘和关联。也不容易被用户感知,因此,除了常见的转发、浏览、点评等用户行为可以显示出在线健康社区知识的关联形式,也包括用户的经验背景、习惯偏好等,用以挖掘潜在的知识关联。一般隐性形式更加复杂、无序[200],如何充分地挖掘在线健康社区各要素之间的关联关系,以及如何对用户知识行为进行有序引导是在线健康社区知识聚合及服务提升的关键。

知识资源是在线健康社区知识生态系统的基础,用户获取知识、使用知识、进行知识创造都离不开知识。在进行知识聚合时,需要对知识进行加工和筛选。在线健康社区中知识资源的丰富程度,知识描述的准确程度以及知识来源的可靠程度和新颖程度,都影响用户的知识接受。另外在知识的聚合过程中,主观能动性也对知识内容具有重要影响。用户的知识及需求满足程度是衡量知识聚合是否成功的关键。另外用户的多元化以及用户的知识素养也是影响知识内容发挥的重要因素。

用户满意度是最后评价在线健康社区知识聚合及服务的评价指标。在提高用户满意度的前提下,可以充分利用各类平台以及技术。技术的不断提高以及细化,可以从各个方面满足用户的需求和提高用户的体验。这样提供的服务也更具针对性和有效性。另外在提供服务时,也需要注意服务是否有效针对用户的需求,是否能够适当地为用户提供服务。提供服务是否安全,不会侵犯到用户隐私,提供的服务是否便捷等。在线健康社区将知识资源进行聚合,使得聚合后的知识资源更加有序、深入、细粒度以及层次丰富,从而提高在线健康社区知识聚合效果,对在线健康社区知识聚合及服务优化。

## 二、在线健康社区知识聚合及服务能力提升的目标

目前在线健康社区中用户知识需求与知识利用状况之间仍然存在着差距，在线健康社区知识聚合及服务正是为了缩小这种差距而开发设计的。为了缩小这种差距，需要对在线健康社区知识生态系统功能进行有效整合和提升。这其中包括用户知识服务需求获取、知识聚合技术方法改进与应用以及在线健康社区运营管理等。通过有效的服务可以使得在线健康社区知识生态系统各要素关联，从而实现各个功能的相互融合，达到用户体验的提升。

在线健康社区知识聚合及服务能力提升的主要目标包括以下几点。

**1. 关注用户需求**

用户一直以来都是在线健康社区的核心竞争力，用户数量与活跃度决定了在线健康社区的影响力和发展。然而，当前环境下用户需求发生了很大的变化，日趋向精准、智能、个性化知识服务发展。在线健康社区基于知识聚合开展服务的最终目的也是更好地满足用户需求，提升用户满意度和体验。因此，在线健康社区知识聚合服务能力提升应遵循的首要原则应该是"用户为本，需求至上"。在在线健康社区知识聚合服务体系中，用户知识需求是用户对知识聚合服务过程的要求和期望，这其中包括知识资源内容、知识服务系统以及知识服务方式是否能够被用户接受。另外在用户交互方面实现界面是否符合用户的美观体验，是否完成平台的整合以及充分利用多个平台的知识。

**2. 关注资源内容**

在知识内容方面来看，主要是有效对知识内容进行再组织以及挖掘更细粒度化的知识。在线健康社区需要注重知识的前沿性，及时更新知识内容；需要注重知识的完整程度，用户可以获得系统化的知识；保证之后的权威性，用户可以更加信赖知识内容以及保证知识的专业化。这些离不开对知识的有效组织。在这个过程中，对知识的组织需要保证知识符号价值与意义的统一；保证知识，保证知识的描述直观、系统并具有层次性和结构性。

**3. 关注服务**

对服务的关注目标是扩大相关服务的内容范围以及保证服务具有适配性。扩大服务范围，可以保证用户不受到时空限制，快捷地使用聚合服务，能够保证服务的安全性、友好性；保证所有的用户收到的服务具有标准化的流程。另外，针对用户的个性化，需要保证服务可以针对不同的用户提供不同的服务，保证获取用户数据的同时，用户也可以查看平台收集的相关数据。另外，允许用户创建对应的标签服务，使得在线健康社区的服务更具有针对性。在线健康社区发布知识的数量应考虑用户的接受能力以使用户的知识诉求得到快速的响应。缩小在线健康社区满足用户需求与实际预期效果的差距。通过层层服务不仅实现在线健康社区服务的标准性，

也实现了在线健康社区服务的适配性。

## 三、在线健康社区知识聚合及服务能力提升的原则

用户是在线健康社区知识聚合的目标群体，用户满意程度决定了在线健康社区知识聚合的效果。因此，在对在线健康社区知识聚合开发和设计时，应当以用户的知识需求为出发点，最后落实到为用户提供一站式及个性化服务等方面。在开发在线健康社区知识聚合时，应该具备以下几点原则。

**1. 主体化原则**

用户作为在线健康社区服务主体，是在线健康社区知识聚合的直接接受者以及感受者。用户的需求是在线健康社区知识聚合的源头，也是促进在线健康社区知识聚合及服务提升的关键。以用户为中心，围绕用户对在线健康社区知识聚合进行开发建设，保证发挥用户的主观能动性，加大对用户需求的感知，扩大知识服务的范围，使得在线健康社区知识生态系统可以营造出良好的环境氛围，调动用户使用意愿，激发用户使用行为。

**2. 针对性原则**

在线健康社区知识聚合中主要是对关联功能开发，包括用户与用户之间的关联、用户与知识资源的关联以及用户与服务的关联。通过在线健康社区知识生态系统各个要素的相互作用与相互匹配，使得在线健康社区知识生态系统各个要素能够发挥其在系统中的作用。另外，每个功能维度的功能也有所不同，需要针对性地开发。如用户画像技术针对用户不同的情境状态，知识资源针对不同的用户需求，服务针对不同的用户状态。通过对用户特征的挖掘、知识资源的整合细化以及对服务的针对配置，达到服务的提升。

**3. 多样化原则**

在线健康社区知识生态系统涉及用户主体、用户与资源、用户与社区之间的多维度关联，这样的维度关联需要满足用户在不同情境下的不同的知识需求以及偏好习惯。因此，在线健康社区开发和设计时应该从不同的层面进行配置[201]，从而保证在线健康社区关联的紧密型和可扩展性。

**4. 可用性原则**

在线健康社区的利用是多层次的，当用户不局限于一个地区、一个设备或者一段时间内，这个时候需要在线健康社区提供的服务能够突破时间、空间和设备的限制，实现聚合服务的跨时空、跨设备，能够使得用户共享和利用知识资源。这也在一定程度上要求在线健康社区提高可用性。

**5. 有用性原则**

在线健康社区知识聚合要求对知识资源进行重组以及细粒度挖掘。通过对知识资源进行重组以及细粒度挖掘，可以有效衡量在线健康社区知识聚合的效果和质量。因此，在线健康社区知识聚合需要保证用户与知识资源的关联性，也需要保证

在线健康社区知识聚合知识重组后的有用性以及细粒度挖掘后的可用性，从而使得知识能够以多维度进行呈现，保证用户能够有效对知识进行利用。

**6. 适配性原则**

在线健康社区知识聚合要求服务的适配性。适配性是知识服务发展的趋势，实现虚拟健康社区知识聚合绩效的保障。这里的适配性包括聚合服务具有针对性、提供的服务具有适量性、适时性。适配的程度也决定了虚拟健康社区知识聚合绩效。

# 第二节　在线健康社区知识聚合及服务能力提升的动力与反馈机制 ▶▶

## 一、在线健康社区知识聚合及服务能力提升的动力

在线健康社区知识聚合及服务是一个完整循环的过程，在这个过程中，涉及在线健康社区知识生态系统各个组成要素。在这个系统中，是由知识聚合及服务主体、知识聚合及服务客体、知识聚合及服务内容、知识聚合及服务环境和知识聚合及服务技术等各个要素组成。在这一系统中，用户的知识获取与利用行为是由知识生态系统可用性、有用性以及适配性所决定。这些特性影响着用户行为，并且知识聚合的效果也呈现出正向或负向的作用。在对在线健康社区进行开发时，需要完成各项功能以及其作用机制。在线健康社区知识聚合及服务的提升动力如图 7.1 所示。

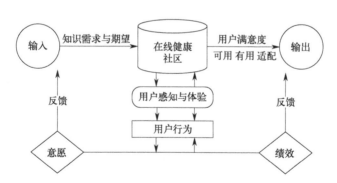

图 7.1　在线健康社区知识聚合及服务提升动力与反馈机制图

由图 7.1 可知，在线健康社区知识生态系统的发展是在多方向、多层次的动力共同协同合作、相互作用下不断推进。这里的动力包括内部动力和外部动力。内部动力由用户需求以及知识资源属性所构成。在线健康社区知识聚合的来源即为用户需求，而知识资源的固有属性决定了知识聚合质量和效果。外部动力包括支撑知识聚合的技术以及知识聚合的外部环境，技术及环境也是聚合服务的基础。用户画像技术可以为在线健康社区提供用户特征信息，服务环境决定了聚合服务的性能。用

户的最终体验以及满意度正是在这样的支撑下不断提高的。

作为在线健康社区聚合服务的内在动力，知识资源的固有属性是知识聚合效果提升的关键。对知识资源有效重组以及充分挖掘潜在知识，可以帮助用户有效对知识接受和利用。在对在线健康社区知识聚合进行提升时，可以本着内在优化为基础，外部优化为支撑的原则。将知识资源优化对应着在线健康社区知识聚合有用性的提高，技术优化对应在线健康社区知识聚合可用性的提高，服务优化对应在线健康社区知识聚合适配性的提高，进而提高在线健康社区知识生态系统关联的发展动力。

在对在线健康社区知识聚合及能力进行提升时，也要考虑到用户的情感和体验。通过对功能和资源的性能优化提高用户在使用知识聚合时的情感和体验。用户画像技术的有用性、知识资源的可用性以及服务的适配性影响着在线健康社区知识聚合的效果，对用户的认知和情感也产生作用。

总之，在线健康社区知识生态系统是由知识资源、服务、技术等组成的内外动力推动的，而知识聚合及服务同样也由这几个要素决定。在提升知识聚合效果时，要考虑内外动力的支撑，使得知识聚合效果能够上升和可以持续发展。在内外力的共同作用下，在线健康社区发挥优势，提升知识聚合效果，进而提高用户体验与感知，并充分考虑内外动力的影响，利用动力提升服务，提高用户满足度。

## 二、在线健康社区知识聚合及服务能力提升的反馈机制

为了更好地提升在线健康社区知识聚合效果，需要注重在线健康社区用户的反馈。本书设计了在线健康社区知识聚合及服务提升反馈系统。系统包含输入、输出、关联和反馈等四个部分。输入部分来源于用户知识需求，其中主要是用户对画像、资源和服务等知识需求。输入部分来源于用户的知识需求，是用户对聚合服务提出的详细需求，在线健康社区知识服务设计和开发的功能来源于此。输出部分的终点是用户的满意度。这一部分是用户对在线健康社区知识聚合的感知情况。关联部分涉及在线健康社区知识生态系统各个要素之间的关联，包括用户与用户的关联、用户与服务的关联、用户与资源的关联、资源与资源的关联等，并且也是聚合效果评价指标体系的主要组成部分。反馈部分是由用户使用在线健康社区知识聚合后的反馈结果所提供的。如果是正反馈，在线健康社区知识聚合效果较好，说明用户使用在线健康社区知识聚合后满意度较高，用户体验较好，从而进一步促进用户继续使用在线健康社区知识聚合的意愿，并进一步提高用户忠诚度。如果是负反馈，说明在线健康社区知识聚合效果较差；用户使用在线健康社区知识聚合后满意度较低，用户体验较差，从而进一步阻碍了用户继续使用在线健康社区知识聚合的意愿，降低了用户使用黏度。由此也可以说明，用户对在线健康社区知识聚合效果的反馈，具有指导在线健康社区知识聚合及服务、优化在线健康社区知识聚合及服务的作用。

# 第三节 在线健康社区知识聚合及服务能力提升的策略 ▶▶

## 一、用户知识需求外化表达和挖掘

在在线健康社区知识聚合服务体系中，用户知识需求是用户对知识聚合服务过程的要求和期望，这其中包括对知识资源内容、知识服务系统以及知识服务方式等方面的需求。可见，加强服务平台对于用户需求挖掘及提升用户需求外化能力对提升在线健康社区知识聚合及服务能力起到重要作用。

### 1. 提升用户知识需求外化和表达能力

获取用户的知识需求是进行知识资源聚合及服务的先决条件。用户知识需求分为隐性需求和显性需求两部分，仅仅通过用户检索和关注了解用户的外化知识需求是不够的，用户需求更多的是隐藏在头脑深处，由于受到用户认知水平和表达能力的限制，不知道该用什么方式表达和外化，更多的时候也不知道运用什么词语进行表达和描述，导致用户知识搜寻和获取的效率降低。另外，在线健康社区采用的问卷调查或用户自主填表等方式获取用户知识需求存在一定局限性和片面性，用户知识需求并不是一直不变的，它随着外部情境、用户认知水平不断提升而发生变化。因此，如何协助和提升用户知识需求自主表达能力成为了在线健康社区提升精准、智能化服务水平的首要途径。

用户直接表达出来的知识需求也称为显性用户知识需求，如在在线健康社区中输入想了解的与一切健康与相关的主题词进行检索。另外，用户通过评论等方式对平台服务进行评价与反馈也能间接的表达用户知识服务需求。用户还可以通过问卷调查和提问方式在指定功能区域提出具体的、详细的知识需求描述。积极表达知识服务需求能够将用户自身的隐性知识服务需求转换为显性知识服务需求，对于用户的知识服务需求表达在线健康社区也能够应给予快速清晰的服务响应。然而，目前用户知识需求的外化表达受到用户表达能力和认知影响，实际表达出来的内容常常存在问题不明确、用语不专业等现象，导致系统很难迅速锁定相应的知识内容。因此，需要借助技术手段和用户培训措施来提升用户知识服务需求表达能力。一方面，借助本书提出的知识主题生成方法，运用知识主题之间的关联关系推荐相似的知识主题给用户，协助用户进行智能的检索和导航，同时也能够加强用户知识服务需求表达语言的准确性和规范性，使平台能够准确地接收到用户需求并及时进行服务响应。另一方面，在线健康社区也运用改进语义识别和关键词标签推荐算法能力，精准提取用户知识服务需求内容。同时，在线健康社区也应完善系统检索和反馈功能，引导用户积极表达知识服务需求，通过制定相应的激励措施，促进用户反馈和表达的积极性。

**2. 深入挖掘用户多层次知识需求**

本书通过对用户知识需求分析，发现用户知识服务需求呈现出多层次、精准化等特点，并将用户知识需求具体分为潜在层次、认知层次、表达层次和个性化知识需求四个层次。然而，用户能够表达出来的用户知识服务需求属于表达层次的用户知识需求，是外化的显性知识需求。但是，仅仅依靠用户外化的显性需求提升服务能力显然是不够的，更多的需要深入了解和挖掘用户潜在的、多元化的知识需求，才能够进一步开展智能、精准化的知识服务。

为提升对于用户隐性需求的挖掘能力。应根据不同层次的服务需求特征进行相应的知识需求深层挖掘和分析。主要从以下三个方面开展：①基于用户主观数据的用户知识需求挖掘。基于主观数据的用户知识服务需求挖掘是指对用户需求问卷调查、用户服务评价、用户投诉建议等主观产生的数据进行挖掘，建立或引入适当的理论模型，可以挖掘用户潜在层次和认知层次的知识服务需求。②基于客观数据的用户知识服务需求挖掘。基于客观数据的用户知识服务需求挖掘是指对用户检索日志、用户浏览日志、用户访问时间等客观行为产生的数据进行挖掘，利于分类、聚类等数据挖掘算法，可以挖掘用户表达层次和个性化知识服务需求。③多元化用户画像的构建。用户画像技术作为刻画用户特征和需求的经典工具，不仅仅挖掘用户自身的特征和隐性需求，还能够根据用户的聚类情况，挖掘相似和相近用户知识需求和特征，使得在线健康社区能够根据相似和相近用户特点实现协同推荐服务。

**3. 培养用户知识服务评价和反馈意识**

在线健康社区知识资源聚合及服务本质上服务于用户，社区知识服务的服务质量和效果与用户的实际体验和满意度息息相关，因此在整个知识服务的过程中，用户不应仅仅作为知识服务的被动接收者，更应参与到知识服务的建设中。积极进行知识服务效果的评价，某种程度上用户评论和点评属于间接形式的知识需求表达，能够促进在线健康社区更好地了解用户知识需求、依据用户需求完善平台知识服务能力和水平。①为培养用户知识服务评价意识，社区应开设知识服务评价渠道，使用户能够通过评分、留言、互动交流等方式对社区的知识服务进行评价或意见反馈。②推行激励措施引导用户积极参与社区知识服务评价。③认真对待用户评价结果并作出积极响应，形成评价与反馈的良性循环，最终逐渐形成科学规范的在线健康社区知识服务评价流程和评价反馈机制。通过用户对在线健康社区知识服务的评价进一步明确用户知识服务需求，将用户意见融入到知识服务改进过程中，能够更有针对性地提高用户体验和满意度。

# 二、知识资源细粒度化挖掘

知识资源是在线健康社区知识聚合的基础，如果在线健康社区知识聚合关联知识资源的有用程度不高，势必会影响现实中在线健康社区知识聚合的使用和评价。

因此，进行在线健康社区中的知识资源开发时，需要保证知识资源的有用性。知识的有用性主要是通过知识资源的细粒度化实现。知识资源的细粒度挖掘，表现在对医疗健康领域的知识资源知识域的构建，对医疗健康领域术语的提取和细分。从构建知识体系开始就保证领域数据的细分，并采用相关数据技术对知识资源进行加工、类聚，并对主题进行划分。从而保证医疗知识资源的细粒度挖掘与加工，为用户提供更加专业、全面、准确的医疗知识。为了更好对医疗知识资源的利用，管理者需要及时对医疗健康知识进行更新，并保持一个较高的更新频率，可以为用户提供最新的知识。发布的同时也需要建立良好审核机制，保证资源的真实性和可靠性。通过对知识资源的细粒度挖掘也可以提高知识的有用性。对知识的细粒度挖掘可以使得知识资源描述方式更加标准，可以使得知识资源代表的意义与知识资源的表现形式一致，也可以帮助知识资源有效显示。保证知识结构之间的有效关联，凸显知识价值，这样有助于用户的知识接受，对于用户的使用和分析有着重要作用。

知识资源是在线健康社区知识聚合绩效的基础保障和物质支持。所以可以从多个层次和多个维度设计在线健康社区知识聚合的优化策略。在线健康社区知识聚合下效果的提升，通过对于知识资源的细粒度挖掘，可以从以下几个方面进一步细化：①加深知识的关联深度。利用细化的知识资源，对知识主题进一步整理，深化知识结构，达到知识资源的有效关联，知识资源的深度融合，资源与内容的高度统一，从而形成系统的知识结构网络，提升知识服务效果。②提高知识的有用性。对知识资源进行细粒度划分，可以帮助用户更好地掌握在线健康社区中的专业知识，并能够及时对知识资源按照专业化程度进行更新，这样用户可以了解最新的关于医疗健康的知识，并对自身的知识及时更新，从而保障在线健康社区的吸引力和凝聚力。③提高知识可视化程度。借助可视化方式对这些关联后的知识或主题进行显示，可以直观为用户呈现知识，帮助用户理解和吸收知识，也可以帮助用户发现隐藏的知识，从而更好地提升知识聚合的效果。

因此，在知识聚合及服务过程中，也应该考虑对知识内容的使用，知识资源是否优化，是否深度关联，用户对知识资源的使用自由度。在对用户知识需求进行获取时，就要提高知识服务的针对性，使在线健康社区提供的服务能够有效满足用户的需求，并且通过知识的细粒度挖掘，可以寻找相关知识，根据用户知识需求协提供各种服务，使得在线健康社区提供的服务能够有效满足，并且可以让用户自由操作知识共享、知识发现等功能。

## 三、加大新技术应用和融合改进

在大智物移云（如大数据、人工智能、物联网、移动互联网、云计算）飞速发展的背景下，先进技术的助推和支撑正是在线健康社区能够进行知识聚合和开展创新型服务开展的主要动因之一。在线健康社区知识聚合服务是利用知识聚合相关技术进行知识资源聚合并提供知识服务，知识聚合服务技术是整个在线健康社区知识聚合及服务体系框架中的核心要素，不仅包含知识资源聚合的相关技术还包括知识服务系统搭建、知识服务可视化呈现等相关技术，对于体系框架中的各个阶段起到保障实施的作用。因此，不断吸纳先进的技术方法并应用是有效提升在线健康社区知识资源聚合及创新服务能力的直接对策。

### 1. 引入新技术，优化和改进知识聚合算法

知识聚合是在线健康社区知识聚合及服务体系框架中的核心部分，是将数据挖掘、知识组织、人工智能、深度学习等核心技术作为工具，对知识资源进行聚合组织和序化的过程。知识聚合方法及其相关技术的准确性和科学性直接影响在线健康社区知识资源聚合效果，也就是知识资源内容的组织和序化水平，从而并间接影响在线健康社区开展知识创新服务的能力。因此，引入新技术、不断优化改进知识聚合技术能够从根本上提升在线健康社区知识资聚合效果及创新服务能力。

目前在其他应用领域的基于知识聚合的知识服务所采用的文本挖掘和知识聚合技术并没有达到理想的效果，还需要不断优化技术的性能，如提高知识聚合的准确性和精确性、降低算法计算的时间复杂度等。本书应用的文本主题提取、知识主题聚合、文本摘要自动化等生成方法大多数来源于已有的文本挖掘和知识聚合方法，但是进行了一定的算法融合和算法改进，使知识聚合过程中无论是知识提取还是文本聚合的结果都有所提升。因此，可以借助本书提出的基于主题聚类和文本摘要生成方法改进在线健康社区知识聚合质量和效果。

同时，随着信息技术的发展，事实上知识聚合的实现方法有很多，大数据技术、人工智能技术、深度学习等前沿技术的发展也对知识聚合技术的进步带来启示。在后续研究中应尝试更多的研究方法，在实践应用中发现原有技术的缺陷，持续进行算法技术的改进与优化，不断提高知识聚合和组织的效果，从而为在线健康社区知识服务提供精准有效的基础数据。

### 2. 知识聚合服务系统搭建和开发设计

在线健康社区知识聚合服务是系统性工程，应从系统的角度进行思考和设计，运用大数据架构和信息系统开发技术进行在线健康社区知识聚合服务系统开发和设计。知识聚合服务系统是在线健康社区进行创新知识服务的方式。本书在第五章和第六章研究中分别提出了基于知识聚合的在线健康社区知识推荐服务模式和知识集成服务模式，作为知识服务实现的框架，尚未提出详细的知识服务系统开发方案。在线健康社区应在服务模式基础上，利用服务器开发框架、系统开发技术、数据库技术等设计开发相应的知识聚合服务系统，为方便用户使用，在线健康社区知识聚合服务系统不能作为独立系统搭建，而需集成在在线健康社区内部，作为平台功能的一部分。

搭建的知识聚合服务系统包括知识资源采集、知识资源存储、知识聚合组织、知识服务提供等多个模块，注重各个模块之间的协作和交互。其中知识资源采集时

根据用户需求确定知识资源采集范围，采集时可以直接调用在线健康社区数据服务器中的数据，经过预处理后作为知识资源进行存储；知识资源存储模块中的数据作为结构化的数据资源，除了进行知识聚合应用外还可以用于其他目的的数据挖掘与数据分析；知识聚合组织模块对存储模块中的知识资源进行知识聚合，如主题聚合、知识摘要生成等，考虑到相关技术算法的自动执行能力，可以进行必要的人工参与，所采用的相关技术算法也应不断进行优化和改进。知识服务提供模块作为最终向用户展示的部分须拥有良好的展示和检索界面，基于用户需求提供知识推荐服务、知识导航服务、知识集成服务等功能设计，并形成高效、精准、专业的综合性知识服务平台。另外，在实现基本的知识聚合服务系统功能时更要保证系统能够顺利运行，优化环境网络，减免出现系统崩溃或数据错乱等情况，为在线健康社区知识聚合及创新服务提供良好的技术支撑和保障。

**3. 应用可视化技术加强用户服务体验**

可视化是利用计算机图形学和图像处理技术，将数据转换成图形或图像在屏幕上显示出来，再进行交互处理的理论、方法和技术，包括科学计算可视化、数据可视化和信息可视化。与文字描述的表达形式相比，可视化技术最大的优点在于直观，易于理解和比较分析。在在线健康社区知识聚合及服务过程中加强知识可视化技术的应用，可以让用户更加快速地理解和吸收核心知识点，让用户更便捷地接收到在线健康社区的知识服务内容，提高用户的服务体验和满意度。目前可视化技术已在知识服务中已有广泛应用，如数字图书馆平台对作者聚类、机构聚类、发文趋势统计等信息进行可视化服务，然而现有应用普遍存在可视化功能简单、交互操作差等问题。因此，在线健康社区知识聚合服务系统设计时，应该从以下方面加强可视化服务：①丰富可视化服务内容。在基本的统计信息基础上还应直接将知识聚合结果进行可视化呈现，包括数据可视化和信息可视化两个层次。数据可视化即知识主题聚合结果的可视化呈现；信息可视化即知识摘要生成结果可视化呈现。②优化可视化服务视觉效果。可视化的最终结果是视觉呈现，在注重服务界面设计美观的同时应注重突出视觉效果，通过颜色、大小、组织形式等元素强化视觉冲击效果，最大程度地表达知识聚合主要内容及细节。③完善可视化服务操作。可视化服务的对象是用户，本着以用户需求为导向的原则应允许用户自主设定可视化服务中的部分参数、范围等，在一定程度上与系统进行交互操作。如设置可视化图像的配色、进行图像缩放等操作，满足用户个性化需求。

这样，在线健康社区知识聚合服务系统在兼顾知识聚合服务的易用性、流畅性和兼容性，同时突出知识聚合服务系统的结构性和层次性，保障每个访问用户都能够高效使用知识聚合服务功能，提升用户的体验感和满意度。

# 四、创新服务理论及加强运营管理

在线健康社区作为在线健康社区知识聚合服务体系框架中的知识聚合服务提供

者、发起者和实施者，它的作用渗透知识聚合服务体系中的各个阶段，在整个服务体系框架中占据决定性的重要位置。因此，改进在线健康社区运营管理是提升在线健康社区知识资源聚合及创新服务能力的根本对策。除了建立以用户为中心的知识聚合服务理论，深入挖掘用户多层次需求，完善社区内容质量监管和激励机制，合理规范社区内的主题与重点内容外，还应从以下几方面进行强化提升。

**1. 加强主动知识服务意识，创新知识服务理论**

在"互联网＋"环境下，知识服务已经与多种媒体传播进行了有机融合，知识服务并不局限存在于数字图书馆、智库或网络学术社区等平台。在线健康社区作为重要的知识传播交流平台，对特定类型的疾病知识、健康科普知识、医疗发展前沿以及学术专题等知识的广泛传播起到了重要作用。然而，当前在线健康社区缺乏主动式知识服务意识，知识服务还是以用户自助搜寻和获取为主，没有较好的利用平台的知识资源和优势。因此，在线健康社区应明确自身价值，顺应知识服务发展趋势，转变知识服务意识和理念，由被动服务向主动式服务转变。另外，在线健康社区应该主动适应当前技术发展趋势，开展精准和智能化知识服务，创新知识服务模式，形成最优化的知识服务平台。

**2. 构建和开展多元化平台知识服务模式**

随着信息技术的不断发展，以搜索服务为主的知识服务已经无法满足用户多样化的知识需求，在线健康社区知识服务应朝向高效化、聚合化、精准化、智能化的趋势发展。努力打造在线健康社区多元化知识服务模式，提高平台知识服务的普适性和专业性，丰富知识服务内容。可以从以下几方面完善知识服务模式：①在提供知识搜索服务基础上逐步开放知识推荐服务、知识集成服务等服务模式，化被动为主动，加快知识流转的速度和效率。②增设主题整理、科普摘要等知识服务内容，赋予用户管理自身健康状况、参与健康问题决策的能力[202]。③通过语义分析、数据挖掘等技术提高服务信息质量，进一步提升在线健康社区知识服务能力。

**3. 加强专业知识服务人才队伍建设**

在线健康社区知识服务作为在线健康社区新的服务模块需要配备专业的知识服务人员维护支撑，因此为提升在线健康社区知识服务能力应注重相应的知识服务人才队伍建设。在知识服务过程中不仅是依靠知识聚合服务系统，人才因素也起到至关重要的作用，如系统运行需要人员运营维护、系统服务需要人员合理利用等，因此培养专业人才一直是提升知识服务的主要措施之一。在线健康社区知识服务专业人才除了要具备业务服务能力和综合健康信息素养外，还应具备一定运用专业工具的能力。与知识聚合服务系统开发设计人员不同，知识服务专业人员不需要搭建系统框架、具体实现系统功能或是解决大规模并发访问等技术问题，而是需要运用知识聚合服务系统进行知识资源采集、知识挖掘与组织、与用户互动交流、接收反馈意见等，并在此基础上提出更贴合用户需求的系统功能设计、更能凸显知识服务特色的呈现形式以及优化服务效果的知识聚合算法设计等。

加强专业的知识服务人才队伍建设具体要从人才招募、人才培养和人才激励等方面入手：①细化知识服务人员岗位职责，分层次进行人才招募，把控招募门槛和人才质量。②加快人才培养粒度，使知识服务人员快速适应现有工作任务，并在知识服务提升相关技术方向进行探索研究。③建立有效的激励政策，充分发挥现有人才的服务能力。在发展中继续优化知识服务人才队伍结构、提升知识服务人才个人能力与协作性，为在线健康社区知识服务提供专业人才保障。

第八章
# 研究结论与展望

## 一、研究结论

　　国务院关于实施"健康中国行动"的意见中指出，要强化个人健康责任，政府、社会、全民共同参与健康行动，让健康知识、行为和技能成为全民普遍具备的素质和能力[211]。在此"共建共享、全民健康"的背景下，在线健康社区已经成为用户共享健康知识的重要渠道。然而在线健康社区知识服务水平尚处于初级阶段，且平台信息质量参差不齐、信息过载现象严重，难以满足大数据环境下用户便捷高效、精准化、智能化的知识服务需求，对在线健康社区进一步发展形成一定制约。鉴于此，本书将知识聚合理念引入在线健康社区知识资源组织及服务，提出了基于用户需求和数据本源构成的二维视角下的在线健康社区知识资源聚合及服务体系框架。通过构建在线健康社区用户画像对用户知识需求进行全面分析，在此基础上分别从词语和句子层面提出了在线健康社区知识资源聚合方法，并建立相应的知识服务模式。最后提出了在线健康社区知识聚合及创新服务能力提升对策。主要的研究过程与结论如下。

　　**1. 基于用户需求和数据本源二维视角下的在线健康社区知识聚合服务体系框架研究**

　　将用户画像引入描述和构建用户知识需求和特征，实现全面、精准的用户表达，同时引入了知识聚合方法实现在线健康社区知识序化组织与整合，为在线健康社区知识服务创新和转型提供新的思路。分别从用户需求视角和数据驱动视角对在线健康知识聚合及服务进行分析，解析面向用户知识需求的在线健康社区知识聚合服务机理，构建了其知识服务体系框架。

首先，界定了在线健康社区知识聚合服务概念，认为在线健康社区知识聚合是以用户健康信息服务需求或具体健康问题为出发点，通过数据挖掘、深度学习、人工智能等方法挖掘知识单元的内在语义关联，重新组织序化社区内健康知识资源，形成结构完善的知识体系，为后续在线健康社区知识聚合服务提供资源保障。认为知识聚合服务目标主要体现在知识获取、知识推荐、知识发现和知识集成四个方面。但是在知识聚合及服务过程中需要遵循"用户为本、需求至上"、知识资源权威可靠、知识服务方式合理可行等原则。解析了在线健康社区知识聚合服务的组成要素，将组成要素分为知识聚合服务主体、知识聚合服务客体、知识聚合服务内容、知识聚合服务环境和知识聚合服务技术 5 部分。

然后，解析了在线健康社区知识聚合服务的 4 条动因路径，分别是用户需求驱动、数据驱动、科技进步驱动和服务主题效益价值驱动。从用户视角分析了在线健康社区知识聚合特征和用户需求，认为知识聚合特征可以归为聚合资源、聚合方法以及聚合所依据知识关联的多维化，而用户的知识聚合需求涵盖了诊前、诊中、诊后的全过程场景。从数据视角分析了在线健康社区知识资源特征和聚合面临的挑战，认为知识资源特征可以归纳为多维差异特征、异构关联特征以及潜在价值性特征。

最后，从用户需求和数据本源二维视角下构建了在线健康社区知识聚合服务体系框架。将在线健康社区知识聚合服务过程主要分为用户画像建模、知识采集与预处理、知识挖掘与聚合、知识服务提供和评价与反馈等过程阶段。初步构建用户需求和数据驱动二维视角下的在线健康社区知识聚合服务体系框架，该体系框架包括数据资源层、数据分析层、知识聚合层、服务提供层和知识获取层 5 个关键模块。

**2. 在线健康社区用户画像构建及需求分析**

用户知识需求是驱动在线健康社区创新知识服务的动力，也是在线健康社区提供知识聚合服务的基本。本书针对在线健康社区用户画像及需求方面开展研究。

提出了用户画像构建方法。首先，在充分理解在线健康社区用户画像内涵、面临挑战以及构建原则的基础上，分析用户画像的构建过程，结合在线健康社区的数据特点建立包含基本信息、情感、主题和信息行为特征的用户画像概念模型。其次，确定各用户的标签属性，对标签属性进行抽取，提出画像标签的加工方法。最后，结合标签对用户角色进行划分，利用具有噪声的基于密度的空间聚类方法实现了用户画像并分析不同角色的画像特征。最终通过实例分析挖掘出焦虑型、祈祷型、乐观型和悲哀型等四类社区用户群体，并分别阐释了四类用户的特征。

分析了在线健康社区用户知识需求。认为在线健康社区用户知识需求的特征与社区目标用户群体、社区定位、用户心理需求等有关。其特征主要包括需求表达的直观性、需求表达的间接性、需求种类的多样性、需求内容的专深性、需求接收的即时性、需求用户的群体性和需求服务的高效性。分别分析了焦虑型、祈祷型、乐观型和悲哀型用户 4 类用户知识需求形成的过程及特征。将在线健康社区用户知识需求划分为潜在知识需求、认知知识需求、表达知识需求和个性化知识需求4个层次，并分别分析了各个层次用户知识需求特征。

提出了在线健康社区用户知识需求演化模型，认为用户知识需求的动态演化会随着用户搜寻进程、认知结构完善以及在线健康社区知识服务的推进会促使其所关注的知识内容多样性和主题相关程度发生变化。具体分析了用户知识需求演化的主要元素、动因及方向，细致呈现了用户需求定位—需求演化—需求内容的过程。

### 3. 基于主题生成的在线健康社区知识聚合及推荐服务

为了满足用户知识需求，实现在线健康社区知识资源聚合，创新知识服务模式。本书针对在线健康社区用户生成内容主题生成方法、知识资源聚合方法、基于在线健康社区知识聚合的知识服务等关键问题开展研究。

提出了融合 BiLSTM-CNN-CRF 神经网络模型与 LDA 主题模型融合的知识主题获取方法，将关键词作为主题表达和传递知识资源内容的主题思想或者关键知识资源内容。在对在线健康社区用户生成内容进行分析对比下，提出了改进的BIRCH 聚类算法实现知识主题聚合的方法，改进的过程中融合了 K-means 算法初选聚类中心，优化聚类结果，同时在初选聚类中心时考虑用户需求及特征。

通过主题之间的内在的关联和语义关联关系进行知识资源的导航和推荐，构建了在线健康社区知识推荐服务模式。该服务模式主要包括用户画像构建、知识主题生成，主题聚类、知识推荐服务资源匹配、知识推荐服务提供、服务反馈与评价等关键阶段。

以糖尿病论坛"甜蜜家园"为研究对象，验证本研究提出的聚合方法和服务模式的有效性和合理性。验证分析发现本书研究的融合 BiLSTM-CNN-CRF 神经网络模型与 LDA 主题模型融合的主题生成方法优于传统的主题生成方法，基于改进的BIRCH 算法的聚类主题分布较为合理，各个类之间的区分度较为明显，类簇大小的差距较小。进一步通过知识聚合结果发现相关的知识以及知识之间的关联关系，运用知识关联关系进行知识推荐和导航服务，从而证实本书提出的知识聚合推荐服务也具有一定的可行性和有效性。

### 4. 基于摘要生成的在线健康社区知识聚合及集成服务

介绍了在线健康社区用户生成内容摘要生成的概念以及意义。认为在线健康社区用户生成内容摘要生成是为了满足用户健康知识需求，通过答案与问题、内容与内容之间的关系分析，将多个答案内容整合成为可信度较高、结构逻辑完善、信息冗余低的完整性、知识性摘要的过程，属于典型的运用知识之间关联关系聚合知识的方法。在线健康社区用户生成内容摘要生成能够帮助用户减少知识搜寻和查阅的成本，提高知识获取效率。其次，用户生成内容摘要生成能够提高在线健康社区知识重用效率，实现知识整合和序化组织。另外，在线健康社区用户生成内容摘要生成能够为在线健康社区知识组织与服务、医疗热点追踪和分析、智能检索与问答、公共卫生事件管理、自我健康管理指导等方向提供强有力的支撑，具有较高的商业价值。

提出了基于 Word2Vec 模型和 MMR 算法的摘要生成方法。利用 Word2Vec 方法可以有效解决传统词向量表达方法忽略词语间语义联系的问题，保证了摘要句选取的合理性。利用 MMR 排序方法，对重要性高的摘要进行排序筛选，剔除重复度高的摘要句，同时保留重要性高的摘要句。同时利用专业领域词典，可以有效解决专业领域词无法识别的问题，实现在线健康社区用户生成内容知识摘要集成聚合。最终以糖尿病论坛"甜蜜家园"为例进行应用研究，验证了本书提出的摘要生成方法的可行性和有效性。

构建了基于摘要生成的在线健康社区知识集成服务模式。该服务模式是利用文本知识摘要生成技术，抽取在线健康社区用户生成内容中关键知识资源形成摘要，从而实现知识资源的序化和融合组织，为在线健康社区用户提供集成化的知识服务。服务模式具体包括数据采集、用户知识需求分析、文档摘要生成、知识集成服务准备、知识集成服务提供、服务反馈和评价等阶段。

## 二、研究局限与展望

### 1. 研究局限

在线健康社区知识聚合及服务所涉及的研究内容广泛，然而目前针对在线健康社区知识资源管理和知识服务的研究较少，理论基础薄弱，待解决的问题还有很多。本书将知识聚合理论引入在线健康社区的研究还处于探索阶段，受到现有理论研究基础、研究时间、数据采集等方面的影响和限制，本书的研究局限和不足主要体现在以下几个方面。

在理论研究方面，由于国内外对知识聚合与知识服务的理论研究时间尚短，已有理论基础和体系并不完善，使本书的理论研究受到一定程度的限制，进行的相关问题研究及所得结论还处于初级阶段。

在用户画像研究方面，由于本书只选取一种疾病圈进行实证分析，未考虑数据多源融合的情况，难以覆盖在线健康社区所有用户的知识主题特征、情感表达特征和信息行为特征，据此构建的用户画像可能与实际情况存在一定差异。

在知识聚合技术研究方面，由于知识聚合相关算法较多，在研究中无法一一实践对比选择最优算法。本研究虽然对传统技术方法和算法进行了改进，但针对算法本身的局限性，仍有很大优化的空间。本书对用户生成内容文本摘要生成技术改进时虽然获得了较好的聚合效果，但该算法复杂度高、耗时长，可以考虑从算法思想上进行简化或对程序编写进行优化。

在在线健康社区知识服务模式研究方面，本书设计提出了两种有针对性的知识服务模式，然而还存在很多知识服务模式没有在书中讨论，后续工作可以结合在线健康社区特征和知识资源特征深入研究其他服务模式的可行性和有效性。

## 2. 研究展望

由于本书研究范围和篇幅有限，不能将在线健康社区知识聚合及服务所涉及的问题进行更为全面细致的研究，因此在后续的研究中将从以下几方面继续完善研究。

在后续用户画像研究中扩大数据样本，可以从不同疾病圈用户的知识主题特征、情感差异性入手，使用户画像更精准；探索动态构建用户画像方法，对用户画像实现动态修正，及时了解用户知识需求变化，更精准地为用户提供知识服务。

在后续知识聚合技术研究中尝试不同技术方法、持续进行算法优化。知识聚合相关的技术方法有很多，积极尝试多种方法并进行聚合效果比较，分析不同算法的优缺点。在研究中采用不同的样本数据集，尽量降低数据集特性对算法效果的影响，单纯关注算法本身。尝试融合更多指标和参量对算法改进，同时关注算法复杂度、执行效率等多方面问题。

在后续在线健康社区知识服务模式研究中探索更多服务模式、细化服务功能。在在线健康社区知识聚合及服务研究中，提供满足用户知识需求的知识服务是最终目标，探索更多适合在线健康社区开展的知识服务模式能够为用户提供多元化服务，满足用户的不同需求。同时，完善知识服务功能设计以协助知识服务更好地实施。

## 参考文献

[1] 吴江. "在线医疗健康社区数据分析和用户行为研究"专题序 [J]. 数据分析与知识发现, 2019, 3 (4): 1-2.

[2] 《"十四五"全民健康信息化规划》解读 [J]. 医学信息, 2022, 35 (22): 2+193.

[3] 董克, 程妮, 马费成. 知识计量聚合及其特征研究 [J]. 情报理论与实践, 2016, 39 (6): 47-51.

[4] Shao B, Li X, Bian G. A Survey of Research Hotspots and Frontier Trends of Recommendation Systems from the Perspective of Knowledge Graph [J]. Expert Systems with Applications, 2021, 165: 113764.

[5] 中国互联网络信息中心. 第 52 次《中国互联网络发展状况统计报告》[EB/OL]. https://www.cnnic.net.cn/n4/2023/0828/c88-10829.html

[6] 成全, 蒋世辉. 面向用户需求的多源在线健康社区信息多层级融合框架研究 [J]. 情报理论与实践, 2022, 45 (3): 103-109.

[7] 夏立新, 胡畔, 刘坤华, 等. 融入信息推荐场景要素的在线健康社区用户画像研究 [J]. 图书情报知识, 2023, 40 (3): 116-128.

[8] 殷允杰, 朱媛媛. 智能推荐情境下老年在线健康社区的用户信息需求模型构建及其应用研究 [J]. 情报科学, 2023, 41 (8): 155-161.

[9] JingFang Liu, Jiayu Wang. Users' Intention to Continue Using Online Mental Health Communities: Empowerment Theory Perspective [J]. International Journal of Environmental Research and Public Health, 2021, 18 (18): 9427.

[10] Xiang, M., Zhong, D., Han, M., et al. A Study on Online Health Community Users' Information Demands Based on the BERT-LDA Model [J]. Healthcare, 2023, 11: 2142.

[11] A. S. Adishesha et al. Forecasting User Interests Through Topic Tag Predictions in Online Health Communities [J]. IEEE Journal of Biomedical and Health Informatics, 2023: 27 (7): 3645-3656.

[12] 陈忆金, 赵一鸣, 林雨婷, 等. 不同搜寻方式下健康信息用户的学习结果差异研究 [J]. 图书情报工作, 2023, 67 (16): 88-98.

[13] 董洪哲, 宋小康, 赵宇翔. 基于活动理论的在线健康信息替代搜寻行为模型研究 [J]. 现代情报, 2023, 43 (10): 54-63.

[14] KUHLTHAU C C. Seeking meaning: a process approach to library and information services [M]. 2nd ed. Westpor: Libraries Unlimited, 2004.

[15] 黄子萱, 熊回香. 在线健康社区用户知识共享与隐藏行为的演化博弈研究 [J/OL]. 数据分析与知识发现. https://kns.cnki.net/kcms/detail//10.1478.G2.20230207.1105.004.htm

[16] 张军, 孔杉杉, 李新旺, 等. 在线健康社区知识分享行为研究 [J]. 系统科学与数学, 2022, 42 (06): 1389-1401.

[17] MAHESHWARI B, SARRION M, MOTIANI M, et al. Exploration of factors affecting the use of Web 2.0 for knowledge sharing among healthcare professionals: An Indian perspective [J]. Journal of Knowledge Management, 2021, 25 (3): 545-558.

[18] 吕健超, 林萍. 用户健康信息素养与问答文本情感特征对在线健康社区问答采纳影响分析 [J]. 智能计算机与应用, 2023, 13 (1): 5-11.

[19] 杨雪洁, 顾东晓, 梁昌勇, 等. 在线健康社区中慢性病用户知识采纳行为研究 [J]. 信息系统学报, 2020 (02): 67-76.

[20] Zhou T. Understanding online health community users' information adoption intention: An elaboration likelihood model perspective [J]. Online Information Review, 2022, 46 (1): 134-146.

[21] 张玉洁，丁翔宇．基于事理图谱下社交媒体重疾知识型行为推荐算法研究 [J]．现代信息科技，2023，7 (16)：151-154＋158．

[22] 李贺，刘嘉宇，沈旺，等．基于模糊认知图的在线健康社区知识推荐研究 [J]．数据分析与知识发现，2020，4 (12)：55-67．

[23] Yang H，Gao H. User Recommendation in online Health Communities Using Adapted Matrix Factorization [J]. Internet Research，2021，31 (6)：2190-2218.

[24] 侯畅，李海晨．基于主题挖掘与情感分析的在线健康咨询评论研究 [J]．情报探索，2023 (06)：48-54．

[25] 王哲，向菲．基于情感分析的抑郁倾向人群在线健康社区参与行为特征研究 [J]．医学信息学杂志，2023，44 (01)：14-19．

[26] Dieng A B，Ruiz F J R，Blei D M. The dynamic embedded topic model [OL]. (2019-07-12)．[2022-11-22]. https：//doi. org/10.48550/arXiv. 1907. 05545.

[27] 夏立新，查思羽，郭致怡，等．基于妇科病知识图谱的分面检索系统模型构建研究 [J]．情报科学，2023，41 (08)：25-36．

[28] 宋拓．虚拟健康社区知识聚合及效果评价研究 [D]．长春：吉林大学，2020．

[29] Nachouki G，Quafafou M. Multi-data source fusion [J]. Information Fusion，2020，9 (4)：523-537.

[30] 唐晓波，谭明亮，李诗轩，等．基于风险短语挖掘的知识聚合模型研究 [J]．情报理论与实践，2020，43 (08)：152-158＋139．

[31] 谭明亮，游强华，杨达森，等．基于句子语义挖掘的上市公司风险事件知识聚合模型 [J]．武汉理工大学学报（信息与管理工程版），2022，44 (01)：158-165．

[32] Li M，Lu X，Chen L，et al. Knowledge Map Construction for Question and Answer Archives [J]. Expert Systems with Applications，2020，141：112923.

[33] 李凯羿．基于知识聚合的生成式会话推荐系统研究 [D]．南昌：南昌大学，2023．

[34] 李博诚．面向临床决策支持的知识融合研究 [D]．长春：吉林大学，2023

[35] Yuan Xu，Yuxin Wang，Jie Yuan，et al. Medical breast ultrasound image segmentation by machine learning [J]. Ultrasonics，2019 (91)：1-9.

[36] 惠欣恒，白雄文，王红艳，等．基于知识表示增强的类案推荐模型 [J]．计算机工程与设计，2023，44 (08)：2399-2407．

[37] 郭一楠，王斌，巩敦卫，等．实体结构与语义融合的多层注意力知识表示学习 [J]．智能系统学报，2023，18 (03)：577-588．

[38] Wang H，Zhao M，Xie X，et al. Knowledge graph convolutional networks for recommender systems [C] // The World Wide Web Conference. 2019：3307-3313.

[39] 卢恒，张向先，肖彬，等．基于 UGC 知识聚合的虚拟学术社区分面式导航服务：作用机理及体系框架 [J]．图书馆学研究，2023 (02)：34-41．

[40] 李霞霞，刘宇轩．古典家具档案资源知识聚合与可视化呈现 [J]．家具，2022，43 (06)：80-85＋52．

[41] 刘伟利，张海涛，李依霖，等．基于语义网络的社会化问答社区答案聚合与排序研究 [J]．情报科学，2021，39 (09)：94-100．

[42] Huang LA，Luo X. EASA：Entity Alignment Algorithm Based on Semantic Aggregation and Attribute Attention [J]. IEEE Access，2020，8：18162-18170.

[43] 辛梓睿．面向患者健康信息需求的智能信息服务模型研究 [D]．长沙：中南大学，2022．

[44] 郭顺利，孙笑，宋拓，等．用户需求驱动下社会化问答社区知识聚合服务研究 [J]．情报科学，2021，39 (02)：106-113＋136．

[45] 卢恒，张向先，闫伟等．基于 UGC 知识类聚的虚拟学术社区分面式导航服务研究 [J]．情报理论与实

践，2022，45 (08)：169-177.

[46] 王欣研．虚拟健康社区用户生成内容主题发现及个性化推荐研究 [D]．长春：吉林大学，2022.

[47] 皇甫娟．面向知识服务的智慧图书馆多模态数据资源知识融合模式 [J]．图书情报导刊，2023，8 (04)：22-27.

[48] 付靖宜，李姗姗，项欣溢，等．新四军苏浙军区多模态红色文献资源知识聚合模式研究 [J]．档案学研究，2022 (04)：24-31.

[49] 邱杰峰，展超凡，李喆．基于知识组织的企业文档深度聚合模式研究 [J]．北京档案，2022 (01)：38-41.

[50] DEMIRIS G. The diffusion of virtual communities in healthcare：concepts and challenges [J]. Patient education and counselling，2006，62 (2)：178-188.

[51] 胡漠，张蕴潮．在线健康社区生态系统架构与关键影响要素识别研究 [J]．图书情报工作，2023，67 (02)：33-43.

[52] PREECE J. Sociability and usability in online communities：determining and measuring success [J]. Behavior & information technology，2001，20 (5)：347-356.

[53] 毕强．数字资源：从整合到聚合的转变 [J]．数字图书馆论坛，2014 (06)：1.

[54] 索传军．网络信息资源组织研究中的新视角 [J]．图书情报工作，2013，57 (07)：5-12.

[55] 于英香，姚倩雯．面向知识服务的文书档案知识聚合模型构建 [J]．北京档案，2023 (03)：8-12.

[56] 牛力，展超凡，高晨翔，等．人物事件导向的多模态档案资源知识聚合模式研究 [J]．档案学通讯，2021 (4)：36-44.

[57] 谭衢亚，李慧芳，杨建，等．基于简易信息聚合技术的图书馆立体阅读推广服务模式研究 [J]．中国中医药图书情报杂志，2015，39 (04)：32-35.

[58] 李永钢．简易信息聚合技术在数字图书馆知识服务中的应用研究 [J]．中国中医药图书情报杂志，2015，39 (03)：28-31.

[59] 张维冲，王芳，赵洪．基于全要素网络构建的大规模政策知识关联聚合研究 [J]．情报学报，2023，42 (3)：289-303.

[60] 贯君，毕强，赵夷平．基于关联数据的知识聚合与发现研究进展 [J]．情报资料工作，2015 (03)：15-21.

[61] 肖璐，孙建军．项目特色视角下的我国图书情报领域知识聚合研究进展 [J]．现代情报，2019，39 (01)：29-36.

[62] 毕强，尹长余，滕广青，等．数字资源聚合的理论基础及其方法体系建构 [J]．情报科学，2015，33 (01)：9-14+24.

[63] 董克，程妮，马费成．知识计量聚合及其特征研究 [J]．情报理论与实践，2016，39 (06)：47-51.

[64] 黄海新，王明，杜亭亭．一种聚合一致的社交邻居推荐算法 [J]．信息技术与信息化，2023 (05)：47-50.

[65] 李亚婷．知识聚合研究述评 [J]．图书情报工作，2016，60 (21)：128-136.

[66] Grant，R M．Toward a knowledge-based theory of the firm [J]．Strategic management journal，1996，17 (S2)：109-122.

[67] 马费成，李志元．新文科背景下我国图书情报学科的发展前景 [J]．中国图书馆学报，2020，46 (6)：4-15.

[68] 刘楠，魏进武，刘霞．大数据交换信息链 [J]．电信科学，2016 (10)：130-136.

[69] 祝培培．基于信息链视角的我国情报学博士课程设置探析 [J]．新世纪图书馆，2019 (05)：55-59.

[70] 牟冬梅，琚沅红，戴文浩，等．虚拟健康社区文本数据知识发现策略与模型 [J]．图书情报工作，2018，62 (5)：125-131.

[71] 卢艺丰，徐跃权．"互联网＋"环境下信息链的重构——交互式信息链［J］．情报科学，2020，38（06）：32-37．

[72] 赵栋祥．国内在线健康社区研究现状综述［J］．图书情报工作，2018，62（9）：134-142．

[73] Robert E. Franken. 人类动机［M］．5 版．郭本禹，译．西安：陕西师范大学出版社，2005．

[74] Taylor R S. Question-Negotiation and Information Seeking in Libraries［J］．College&Research Librareis，1968，29（3）：178-194．

[75] 赵屹，郑伽．档案知识服务理论发展及其对网络档案信息检索的影响［J］．兰台世界，2023（07）：45-48．

[76] George Pór. What Is a Knowledge Ecosystem［DB/OL］．http：//www. co-i-l. com/coil/knowledge-garden/kd/ke s. shtml，2010-04-06．

[77] George Pór. What Is a Knowledge Ecosystem［J］．knowledge-garden，2011（9）：34-56．

[78] 谢守美．国外知识生态理论与应用研究综述［J］．图书情报工作，2010（18）：103-106．

[79] 阳镇，许睿谦，陈劲．构建面向数字创新的知识生态系统［J］．清华管理评论，2022（12）：64-73．

[80] 姜永常．论知识服务与信息服务［J］．情报学报，2001，20（5）：572-578．

[81] 蔡莉静．大学图书馆学科服务理论与实践［M］．北京：海洋出版社，2015．

[82] 冯春花，史慧丹，康增辉，等．创新驱动背景下图书馆知识服务发展研究［J］．新世纪图书馆，2023（08）：72-87．

[83] 陈远方．智慧图书馆知识服务延伸情境建构研究［D］．长春：吉林大学，2018．

[84] 朱学芳，李川，刘子溪．5G 网络环境下我国智慧知识服务体系建设策略探讨［J/OL］．情报科学：1-14［2023-12-24］．

[85] 张璐，申静．知识服务模式研究的现状、热点与前沿［J］．图书情报工作，2018，62（10）：116-125．

[86] 江中君．面向交互创新的图书馆知识服务模式研究［J］．图书馆建设，2021（3）：122-132．

[87] 董盼盼，李永明，朱彦．价值共创视角下高校图书馆知识服务模式研究［J］．农业图书情报学报，2023，35（7）：39-51．

[88] 贯君，毕强，赵夷平．基于关联数据的知识聚合与发现研究进展［J］．情报资料工作，2015（3）：15-21．

[89] JAWARNEH A，MASHHOUR I，BELLAVISTA P，et al. Toward privacy-aware healthcare data fusion systems［C］// International Workshop on Gerontechnology. Springer，Cham，2018：26-37．

[90] AMINPOUR P，GRAY S A，JETTER A J，et al. Wisdom of stakeholder crowds in complex social-ecological systems［J］．Nature sustainability，2020，3（3）：191-199．

[91] 张鑫．在线健康社区用户参与行为的类型及偏好研究［J］．情报资料工作，2019，4（05）：84-91．

[92] SIMON H A. Models of thought［M］．New Haven：Yale University Press，1979．

[93] Fayyad U，et al. From data mining to knowledge discovery in databases［J］．AI magazine，1996，17（3）：37-37．

[94] 赵雪芹．知识聚合与服务研究现状及未来研究建议［J］．情报理论与实践，2015，38（02）：132-135．

[95] 王欣研．虚拟健康社区用户生成内容主题发现及个性化推荐研究［D］．长春：吉林大学，2021．

[96] 邱国栋，王易．"数据-智慧"决策模型：基于大数据的理论构建研究［J］．中国软科学，2018（12）：17-30．

[97] 蒋勋，张志祥，朱晓峰，等．大数据驱动智库应急决策的情报架构［J］．情报理论与实践，2019，42（8）：25-32，16．

[98] Telenti A，Jiang X. Treating Medical Data as a Durable Asset［J］．Nature Genetics，2020，52（10）：1005-1010．

[99] 徐曼，沈江，余海燕．数据驱动的医疗与健康决策支持研究综述［J］．工业工程与管理，2017，22

（1）：1-13.

[100] 曹树金，王连喜，王志红 . 国内外图书情报领域信息聚合的发展趋势分析 [J]. 图书情报知识，2018（4）：79-90.

[101] 张昕瑞，杭佳宇 . 基于知识聚合的智慧学习模型及其知识增值分析 [J]. 上海理工大学学报，2018，40（5）：461-465.

[102] 杨梦晴，朱庆华 . 在线健康社区用户个人健康信息管理行为特征研究 [J]. 图书情报工作，2020，6（41）：105-112.

[103] Liu F, Li Y, Ju X. Exploring patients' consultation behaviors in the online health community：the role of disease risk [J]. Telemedicine and E-Health, 2018, 25（3）：213-223.

[104] BARMAN D, BHATTACHARYA S, SARKAR R, et al. k-Context technique：a method for identifying dense subgraphs in a heterogeneous information network [J]. IEEE transactions on computational social systems, 2019, 6（6）：1190-1205.

[105] Zhang X, Liu S, Deng Z, et al. Knowledge sharing motivations in online health communities：a comparative study of health professionals and normal users [J]. Computers in Human Behavior, 2017（75）：797-810.

[106] 陈东华，张润彤 . 在线健康社区医生多模态信息融合对患者决策行为影响研究 [J]. 现代情报，2022，42（8）：37-49.

[107] 郭凤仪，纪雪梅 . 突发公共卫生事件下在线健康社区突发话题与情感的共现关联分析 [J]. 情报理论与实践，2022，45（4）：190-198.

[108] 徐芳，应洁茹 . 国内外用户画像研究综述 [J]. 图书馆学研究，2020（12）：7-15.

[109] Mishra P, Biancolillo A, Roger M J, et al, New data preprocessing trends based on ensemble of multiple preprocessing techniques [J]. TRAC Trends in Analytical Chemistry, 2020（132）：116045.

[110] EDWARDS N. E-commerce Website Personalization Based on Ontological Profiling [D]. Wales：Cardiff University, 2015.

[111] Calegari S. , Pasi G. Personal ontologies：Generation of user profiles based on the yago ontology [J]. Information processing & management, 2013, 49（3）：640-658.

[112] 盛姝，李娜，黄奇，等 . 基于语义本体的在线健康信息行为与情感交互关系及情感画像分析 [J/OL]. 情报科学，1-24 [2024-01-22].

[113] 单晓红，张晓月，刘晓燕 . 基于在线评论的用户画像研究——以携程酒店为例 [J]. 情报理论与实践，2018，41（4）：99-104，149.

[114] HOANG T A. Modeling User Interest and Community Interest in Microbloggings：An Integrated Approach [C]. Portland：Proceedings of 2015 Pacific-Asia Conference on Knowledge Discovery and Data Mining. Springer, 2015：708-721.

[115] FILIPOVA B T, MARTINOVSKA C. Analyzing Customer Profiles Using Data Mining Techniques [C]. London：Proceedings of the 34th International Conference on Information Technology Interfaces, 2012：73-78

[116] 翟姗姗，胡畔，潘英增，等 . 融合知识图谱与用户病情画像的在线医疗社区场景化信息推荐研究 [J]. 情报科学，2021，39（5）：97-105.

[117] 吴剑云，胥明珠 . 基于用户画像和视频兴趣标签的个性化推荐 [J]. 情报科学，2021，39（1）：128-134.

[118] Bhattacharyya P, Garg A, Wu S F. Analysis of User Keyword Similarity in Online Social Networks [J]. Social Network Analysis and Mining, 2011, 1（3）：143-158.

[119] PAZZANI M, BILLSUS D. Learning and Revising User Profiles：The Identification of Interesting Web

Sites [J]. Machine Learning, 1997, 27 (3): 313-331.

[120] RISH I. An Empirical Study of the Naïve Bayes Classifier [C]. Philadelphia: Proceedings of the 2001 IJCAI Workshop on Empirical Methods in Artificial Intelligence, 2001: 41-46.

[121] 张亮, 沈凯, 张宁. 活动理论视角下社会化问答社区机构号用户画像研究 [J/OL]. 图书情报知识: 1-12 [2024-01-23].

[122] 李旭光, 肖思琪, 李珊珊, 等. 基于知识行为的小米社区用户画像研究 [J]. 农业图书情报学报, 2021, 33 (08): 4-12.

[123] Corney M., Mohay G., Clark A. Detection of anomalies from user profiles generated from system logs [A]. Proceedings of the Ninth Australasian Information Security Conference [C]. Australian Computer Society, 2011: 23-31.

[124] Veningston K., Shanmugalakshmi R. Combining user interested topic and document topic for personalized information retrieval [A]. International Conference on Big Data Analytics [C]. Springer, 2014: 60-79.

[125] 余明华, 张治, 祝智庭. 基于可视化学习分析的研究性学习学生画像构建研究 [J]. 中国电化教育, 2020 (12): 36-43.

[126] 李嘉兴, 王晰巍, 常颖, 等. 基于移动终端日志的微信老年用户使用行为画像研究 [J]. 图书情报工作, 2019, 63 (22): 31-40.

[127] 汤诗恒, 林璟珊, 李晶晶, 等. 用户画像在国内外慢性病领域应用的范围综述 [J]. 解放军护理杂志, 2021, 38 (5): 52-54, 58.

[128] Cooper Alan. The Inmates Are Running the Asylum [M]. New York: Macmillan Computer Pub, 1999.

[129] Ma Z, Silver D L, Shakshuki E M. User Profile management: reference model and web services implementation [J]. International Journal of Web & Grid Services, 2010, 6 (1): 1-34.

[130] 刘海鸥, 刘旭, 姚苏梅, 等. 基于大数据深度画像的个性化学习精准服务研究 [J]. 图书馆学研究, 2019 (15): 68-74.

[131] 余孟杰. 产品研发中用户画像的数据模建——从具象到抽象 [J]. 设计艺术研究, 2014, 4 (6): 60-64.

[132] 肖君, 乔惠, 李雪娇. 大数据环境下在线学习者画像的构建 [J]. 开放教育研究, 2019, 25 (4): 111-120.

[133] 王帅, 纪雪梅. 基于在线健康社区用户画像的情感表达特征研究 [J]. 情报理论与实践. 2022, 45 (6): 179-187.

[134] 李锐. 用户画像研究述评 [J]. 科技与创新. 2021 (23): 4-9, 12.

[135] Li S, Tang Y. A Simple Framework of Smart Geriatric Nursing considering health Big Data and User Profile [J]. Comput Math Methods Med, 2020, 10: 1-24.

[136] Teleman B, Svedberg P, Larsson I, et al. A Norm-Creative Method for Co-constructing Personas with Children with Disabilities: Multiphase Design Study [J]. J Particip Med, 2022, 14 (1): e29743.

[137] 刘静, 安璐. 突发公共卫生事件中社交媒体用户应急信息搜寻行为画像研究 [J]. 情报理论与实践. 2020, 43 (11): 8-15.

[138] Barnett MC, Cotroneo M, Purnell J, et al. Use of CAM in local African-American communities: community-partnered research [J]. Natl Med Assoc, 2003, 95 (10): 943-950.

[139] Huh J, Kwon BC, Kim SH, et al. Personas in online health communities [J]. J Biomed Inform, 2016, 63: 212-225.

[140] 林雨婷, 邵珠美, 尚美美, 等. 基于在线健康社区的用户画像在癌症领域应用的范围综述 [J]. 中国

实用护理杂志，2023，39（11）：871-876.

[141] Teixeira C，Pinto J S，Martins J A. User profiles in organizational environments [J]. Campus-wide Information Systems，2015，25（25）：329-332.

[142] 莫君兰，窦永香，开庆. 基于多源异构数据的科研团队画像的构建 [J]. 情报理论与实践，2020，43（9）：100-106.

[143] 李大舟，于沛，高巍，等. 基于编解码器结构的中文文本摘要 [J]. 计算机工程与设计，2021，42（3）：696-702.

[144] 李月琳，张秀，王姗姗. 社交媒体健康信息质量研究：基于真伪健康信息特征的分析 [J]. 情报学报，2018，37（3）：294-304.

[145] 陈嘉钰，李艳. 基于 LDA 主题模型的社交媒体倦怠研究——以微信为例 [J]. 情报科学，2019，37（12）：78-86.

[146] 廖开际，黄琼影，席运江. 在线医疗社区问答文本的知识图谱构建研究 [J]. 情报科学，2021，39（3）：51-59，75.

[147] BLEI D M，NG A Y，JORDAN M I，Latent Dirichlet Allocation [J]. Hournal of Machine Learning Research，2003（3）：993-1022.

[148] LDAvis：a method for visualizing and interpreting topics [EB/OL]. [2018-04-26]. https：//github. com/cpievert/LDAvis.

[149] Oh S，Zhang Y，Park M S. Cancer Information Seeking in Social Q&A：Identifying Health Related Topics in Cancer Questions on Yahoo! Answers [J]. Information Research，2016，21（3）：718.

[150] Zhao W，Lu P，Yu S，et al. Consumer Health Information Needs in China—A Case Study of Depression Based on a Social Q&A Community [J]. BMC Medical Informatics and Decision Making，2020，20（S3）：130.

[151] 邓胜利，刘瑾. 基于文本挖掘的问答社区健康信息行为研究——以"百度知道"为例 [J]. 信息资源管理学报，2016，6（3）：25-33.

[152] Westbrook L，Zhang Y. Questioning Strangers About Critical Medical Decisions："What Happens if You Have Sex Between the HPV Shots?" [J]. Information Research，2015，20（2）：1-12.

[153] 李静，黎达兴，吴映玫. 广州市白云区居民健康科普需求调查分析 [J]. 健康教育与健康促进，2022，17（2）：169-172.

[154] 刘咏梅，李梦宇，谢阳群. MEC 理论视角下老年用户在线医疗健康信息服务使用价值研究 [J]. 图书情报工作，2020，64（19）：71-79.

[155] Reijo Savolainen. Conceptualizing information need in context [J]. Information Research：An International Electronic Journal，2012，17（4）.

[156] Taylor R S. Question-Negotiation and Information Seeking in Libraries [J]. College & Research Libraries，2015，76（3）：251-267.

[157] 白光祖，吕俊生. 基于知识需求层次理论的 PIE 可满足性分析 [J]. 情报杂志，2009，28（4）：48-51，111.

[158] 宋筱璇，刘畅，陈建龙. 搜索即学习主题的相关研究综述 [J]. 图书情报工作，2021，65（10）：113-126.

[159] 王新海，王志宏，杨红玉. 基于信息认知和价值感知的隐性需求演化模式研究 [J]. 情报杂志，2010，29（S1）：84-88.

[160] Cohen K B，Hunter L. Natural Language Processing and Systems Biology [M]. Artificial Intelligence Methods and Tools for Systems Biology. US：Springer Netherlands，1970.

[161] Huang Z，Xu W，Yu K. Bidirectional LSTM-CRF Models for Sequence Tagging [J]. Computer Sci-

ence，2015，1508：01991.

[162] Jagannatha A，Yu Hong. Structured prediction models for RNN based sequence labeling in clinical text ［C］// Proc of Conference on Empirical Methods in Natural Language Processing. Stroudsburg：Association for Computational Linguistics，2016：856-865.

[163] 李明浩，刘忠，姚远哲 . 基于 LSTM-CRF 的中医医案症状术语识别 ［J］. 计算机应用，2018，38 （S2）：42-46.

[164] 李纲，潘荣清，毛进，等 . 整合 BiLSTM-CRF 网络和词典资源的中文电子病历实体识别 ［J］. 现代情报，2020，40 （4）：3-12，58.

[165] 王东波，陆昊翔，周鑫，等 . 面向摘要结构功能划分的模型性能比较研究 ［J］. 图书情报工作，2018，62 （12）：84-90.

[166] 赵洪，王芳 . 理论术语抽取的深度学习模型及自训练算法研究 ［J］. 情报学报，2018，37 （9）：67-82.

[167] Luo H，Li T，Liu B，Wang B，Unger H. Improving aspect term extraction with bidirectional dependency tree representation ［J］. IEEE/ACM Transactions on Audio，Speech，and Language Processing. 2019，27 （7）：1201-1212.

[168] 王昊，邓三鸿，苏新宁等 . 基于深度学习的情报学理论及方法术语识别研究 ［J］，情报学报，2020，39 （8）：817- 828.

[169] Lyu X，Lyu X，Sun F，et al. Patent domain terminology extraction based on multi-feature fusion and BILSTMCRF model ［M］//Fuzzy Systems and Data Mining IV. IOS Press，2018.

[170] 徐飞，叶文豪，宋英华 . 基于 BiLSTM-CRF 模型的食品安全事件词性自动标注研究 ［J］. 情报学报，2018，37 （12）：1204-1211.

[171] 冯鸾鸾，李军辉，李培峰，等 . 面向国防科技领域的技术和术语识别方法研究 ［J］. 计算机科学，2019，46 （12）：231-236.

[172] Li Peilin，Yuan Zhenming，Tu Wenbo，et al. Medical Knowledge Extraction and Analysis from Electronic Medical Records Using Deep Learning ［J］. Chinese Medical Sciences Journal，2019，34 （2）：133-139.

[173] 李为 . 健康问答社区主题识别和情感分析研究——以糖尿病为例 ［D］. 武汉：华中科技大学，2019.

[174] Deerwester S，Dumais S T，Furnas G W，et al. Indexing by latent semantic analysis ［J］. Journal of the Association for Information Science&Tecnology，1990，41 （6）：391-407.

[175] Hofmann T. Probabilistic latent semantic analysis ［C］Fifteenth Conference on Uncertainty in Artficial Intelligence. Morgan Kaufmann Inc. 1999；289-196.

[176] Griffiths T L，Steyvers M. Finding scientific topics ［C］// Proceedings of the National Academy of Sciences of the United States of America，2004，101 （1）：5228-5235.

[177] Mimno D，Mccallum A. Topic models conditioned on arbitrary features with Dirichilet- multinomial Regression ［J］. University of Massachusetts-Amherst，2012：411-418.

[178] Yan X，Guo J，Lan Y，et al. A biterm topic model for short texts ［C］//Proceedings of the 22nd international conference on World Wide Web. ACM，2013；1445-1456.

[179] 陈博，马秀峰 . 国内 LDA 模型研究现状可视化分析 ［J］情报探索，2020 （11）：128-134.

[180] 孙铁利，刘延吉 . 中文分词技术的研究现状与困难 ［J］. 信息技术，2009，33 （07）：187-189，192.

[181] 蔡灿民 . 基于词典的智能分词系统的研究与实现 ［D］. 昆明：昆明理工大学，2008.

[182] 赵凯，王鸿源 . LDA 最优主题数选取方法研究：以 CNKI 文献为例 ［J］. 统计与决策，2020，36 （16）：175-179.

[183] Zhang T，Ramakrishnan R，Livny M，et al. BIRCH：an efficient data clustering method for very large

databases ［C］. international conference on management of date，1996. 25 (2)：103-144.

[184]　张虎. 文本聚类在 IT 运维系统中的应用研究 ［D］. 西安：西安工程大学，2016.

[185]　冯绍娜. 给予有课评论数据的可视化分析 ［J］. 电脑编程技巧与维护，2020 (02)：78-91.

[186]　Adomavicius G，Tuzhilin A. Toward the next generation of recommender systems：A survey of the state-of-the-art and possible extensions ［J］ IEEE Transactions on Knowledge and Data Engineering，2005，17 (6)：734-749.

[187]　H. P. Luhn. The Automatic Creation of Literature Abstracts ［J］. IBM Journal of Research and Development，1958 (2)：159-165.

[188]　刘秉权，徐振，刘峰，等. 面向问答社区的答案摘要方法研究综述 ［J］. 中文信息学报，2016，30 (01)：1-7，15.

[189]　J He，D Dai. Summarization of yes/no questions using a feature function model ［J］. Journal of Machine Learning Research-Proceedings Track，2011，20：351-366.

[190]　IMLAWI J，GREGG D. Understanding the satisfaction and continuance intention of knowledge contribution by health professionals in online health communities ［J］. Informatics for Health and Social Care，2020，45 (2)：151-167.

[191]　徐振. 面向问答社区的问题类型敏感的答案摘要算法研究 ［D］. 哈尔滨：哈尔滨工业大学，2014.

[192]　Liu Y，Li S，Cao Y，et al. Understanding and summarizing answers in community-based question answering services ［C］ //Proceedings of the 22nd International Conference on Computational Linguistics-Volume 1. Association for Computational Linguistics，2008：497-504.

[193]　崔敏君，段利国，李爱萍. 多特征层次化答案质量评价方法研究 ［J］. 计算机科学，2016，43 (1)：94-97.

[194]　袁健，刘瑜. 基于混合式的社区问答答案质量评价模型 ［J］. 计算机应用研究，2017，34 (6)：1708-1712.

[195]　严炜炜，黄为，温馨. 学术社交网络问答质量智能评价与服务优化研究 ［J］. 图书情报工作，2021，65 (06)：129-137.

[196]　赵美玲，刘胜全，刘艳，等. 基于改进 K-means 聚类与图模型相结合的多文本自动文摘研究 ［J］. 现代计算机 (专业版)，2017 (17)：26-30.

[197]　陶兴，张向前，郭顺利，等. 学术问答社区用户生成内容的 W2V-MMR 自动摘要方法研究 ［J］. 数据分析与知识发现，2020，4 (4)：109-188.

[198]　刘梦豪，熊回香，王妞妞，等. 基于主题特征的问答文本摘要自动生成研究 ［J］. 现代情报，2023，43 (8)：114-123.

[199]　Radev D，Hovy E，et al. Introduction to the special issue on summarization ［J］. Computational linguistics，2002，28 (4)：399-408.

[200]　胡媛，毛宁，严炜炜. 数字图书馆社区用户社会化知识交流模式与体系构建 ［J］. 图书馆学研究，2016 (11)：17-25.

[201]　闫希敏，李月琳. 关键成功因素视角下的数字图书馆交互评估模型 ［J］. 图书情报工作，2016 (10)：24-32.

[202]　马海云，杨欣谊. 面向用户健康赋能的健康领域知识服务研究 ［J］. 图书与情报，2023 (1)：101-109.

[203]　徐孝婷，赵宇翔，朱庆华. 在线健康社区老年用户健康信息需求实证研究 ［J］. 图书情报工作，2019，63 (10)：87-96.

[204]　NATIONAL ACADEMY OF SCIENCES，National Academy of Engineering，Institute of Medicine. Facilitating interdisciplinary research ［M］. Washington，D. C：The National Academies Press，2005.

[205] Reiter E，Dale R. Building applied natural language generation systems ［J］. Nat. Lang. Eng.，1997，3（1）：57-87.

[206] 黄民烈. 现代自然语言生成 ［M］. 北京：清华大学出版社，2020.

[207] Wiseman S，Shieber S M，Rush A M. Challenges in data-to-document generation ［C］. Proceedings of the 2017 Conference on Empirical Methods in Natural Language Processing，EMNLP 2017，Copenhagen，Denmark，2017：2253-2263.

[208] Parikh A P，Wang X，Gehrmann S，et al. Totto：A controlled table-to-text generation dataset ［C］. Proceedings of the 2020 Conference on Empirical Methods in Natural Language Processing，EMNLP 2020，Online，2020：1173-1186.

[209] Chen X，Fang H，Lin T Y，et al. Microsoft coco captions：Data collection and evaluation server ［J］. arXiv preprint arXiv，2015（1504）：00325.

[210] Huang T K，Ferraro F，Mostafazadeh N，et al. Visual storytelling ［C］. NAACL HLT 2016，The 2016 Conference of the North American Chapter of the Association for Computational Linguistics：Human Language Technologies，San Diego California，USA，2016：1233-1239.

[211] 中华人民共和国中央人民政府. 国务院关于实施健康中国行动的意见 ［EB/OL］. ［2022-04-11］. http：//www. gov. cn/zhengce/content/2019-07/15/content_5409492. htm.

[212] 迟学芝. 大数据背景下个人信息安全风险研究 ［J］. 网络安全技术与应用，2023（2）：130-132.

[213] 周林兴，徐承来. 用户画像视域下的图书馆用户隐私问题研究 ［J］. 图书馆学研究，2020（3）：26-33.

[214] 王利利，张琳娟，许长清，等. 能源互联网背景下园区用户画像及成熟度评价模型研究 ［J］. 中国电力，2020，53（8）：19-28.

[215] 姚华彦，张鑫金，何萍. 基于大数据的患者画像标签体系构建方法及应用研究 ［J］. 中国卫生信息管理杂志，2019，16（6）：667-671.